汉竹编著·亲亲乐读系列

干货！

妇产科专家说

备孕

王琪　主编

汉竹图书微博
http://weibo.com/hanzhutushu

江苏凤凰科学技术出版社
全国百佳图书出版单位

U0344124

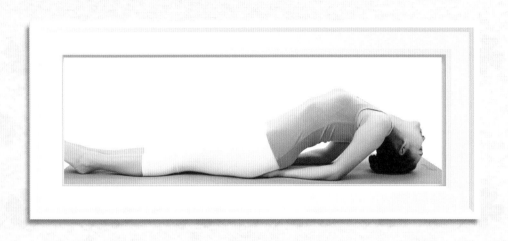

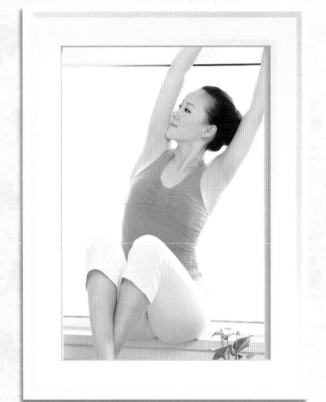

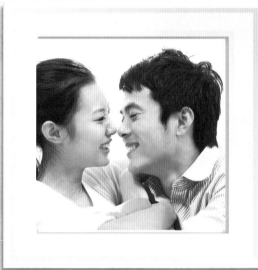

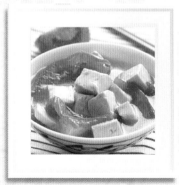

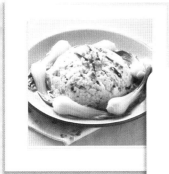

编辑导读

不仅要怀上，更要怀上最棒的一胎，这是每对备孕夫妻都希望的。小到生活习惯，大到优生优育，掌握了科学的备孕方法才能孕育健康宝宝。但是备孕头胎的年轻夫妻通常没有经验，被长辈和朋友说得晕头转向，备孕二胎的夫妻也往往会因为身体及年龄的问题而满腹疑虑。到底什么才是科学的备孕方法？又有哪些生活细节是需要改变和注意的呢？

本书就是为准备怀孕的女性及其家人量身打造的一本备孕书，整合了妇产科专家在门诊中碰见的各种各样的问题，从科普优生知识、强调孕前检查、辅助调养身体、改善生活习惯、调整日常饮食、避免不孕不育、健康备孕二胎、做好高龄孕妇等几个方面，为备孕夫妻提供了有效的信息。备孕夫妻可以根据自己的需求轻松检索到自己所需要的答案，再也不用为备孕发愁了。

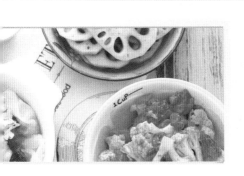

备孕八大误区，你中招了吗?

你们真的准备好做爸爸妈妈了吗? 你们真的了解备孕知识吗? 下面这几个备孕期间容易被忽略的"大坑"，看看你们有没有不幸踩到呢?

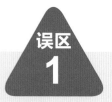

在排卵期有足够多的性生活就一定能怀孕

排卵期内同房，怀孕的概率会有所提高，但并不意味着频繁的性生活就一定能受孕。一般来说，在排卵日前 2 天到排卵后的 24 小时之内行房会比较容易怀孕，但前提是备孕女性计算排卵期的方法要准确。频繁的性生活不仅对身体不好，还会降低精子的活力和生存率，反而不利于受孕。

只要不超过 35 岁，什么时候怀孕都一样

这种"一刀切"的说法太过武断，人的生殖能力是不会统一在 35 岁这个节点就突然下降的，生殖能力是随着时间的流逝慢慢衰退的。女性最佳的生育年龄在 24~30 岁之间，该年龄段既有利于优生优育，又有利于产后身体的恢复。

备孕期间只要不吸烟不喝酒就万事大吉了

由于备孕知识的匮乏，有些夫妻会认为光是戒烟戒酒就能确保备孕成功了，其实这种认识很片面，生活中的不良习惯和嗜好都会对受孕结果产生影响，如熬夜、过度减肥等。

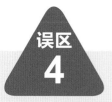

刚停止吃避孕药马上就能怀孕

"是药三分毒"，长期服用避孕药的女性，各种激素的分泌与正常情况的差异较大，贸然怀孕可能会影响到胎儿正常的生长发育。而且避孕药会在肝脏内聚集，大概需要 6 个月的时间才能全部排除，所以最好停药半年后再尝试怀孕，或根据药物特性及说明书的内容，在询问过医生后再尝试怀孕。

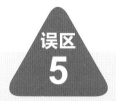

误区 5

觉得夫妻身体都很健康，不需要做孕前检查

生殖系统的疾病往往是悄然发生的，有不少看似一切正常的夫妻却始终无法顺利地怀上孩子，其实他们可能携带了某种致病基因。从优生优育的角度出发，孕前检查是非常有必要的，夫妻双方不要隐瞒任何遗传病史或者是身体上的不适，如实地回答医生所提的问题，这样医生才能够做出专业的判断，指导备孕。

误区 6

不孕和男人没关系

生孩子是两个人的事情，受孕失败问题不一定出在女人身上。不管是孕检还是不孕不育诊断，都应该男女同时进行，在生育这件事上，不应该给男人发"丹书铁券"。正确的做法是夫妻二人要一同去做孕期检查，因为致使男性不育的原因相对好查一些，所以可以先排查男性，然后再从女性入手。

误区 7

备孕期怎么休息都不为过

很多人都知道，备孕期间要注意休息、规范作息习惯，以便调整好身体状态，但过度休息并不利于备孕。

如果备孕女性每天过度睡眠，不仅对身体健康不利，还会出现心绪不宁、易怒等症状，加重心理负担。备孕期间的夫妻可以适当地增加一些锻炼。

误区 8

有营养的东西吃得越多越好

在备孕期间，不少家人都希望备孕女性能够多吃点，补充营养，才好怀孕。其实，备孕期间的饮食以营养均衡、全面为宜。如果吃得过多容易导致体重超重，会影响受孕；偏食会造成营养摄取不足，怀孕后将影响胎儿的发育。因此，备孕期间应全面、适量地进行营养储备。

第一章
想要个宝宝，先要知道这些优生知识

神奇的血脉传承 16

　智力也具有一定的遗传性 16

　后天培养对智力发育很重要 16

　有些差异也正常 17

　哪些特征容易隔代遗传 17

备孕女性这样做，拥有最棒的卵子 ... 18

　优质卵子从养好卵巢开始 18

　孕前需要检查排卵功能的人群 18

备育男性这样做，提高精子的质和量 ...20

　合理饮食，提高精子质量 20

　性能力与生育能力没有必然联系 20

把握怀孕好时机 22

　男性生育的最佳年龄 22

　女性生育的最佳年龄 22

　女性不同年龄生育的优势和劣势 23

　良好的居室环境能助孕 24

　最佳受孕时间 24

　受孕的最佳季节 25

你的排卵期到底是哪天 26

　最简单的算式推算法 26

　测排神器——排卵试纸这么用 26

　观察宫颈黏液——生理感知 27

　下腹疼痛是排卵信号 27

宝贝只要健康就好 28

　男孩还是女孩都随缘 28

　双胞胎和多胞胎 29

　什么样的人适合诱导排卵 29

　对促排卵药物的认识误区 29

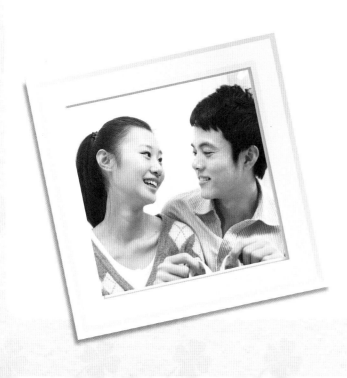

第二章
孕前检查，必不可少

孕前检查不一样 32

不检查就怀孕？NO！ 32

普通体检并不能代替孕前检查..................32

去哪个医院做孕前检查..................32

提前半年做孕前检查 33

孕检前这样做，不跑冤枉路 33

女性备孕检查与保健 34

女性检查项目 34

TORCH 筛查知病毒感染 35

别忘了做个口腔检查 35

乳房检查不可或缺 36

子宫肌瘤酌情处理 36

备孕女性孕前应调理好的病症 38

孕前贫血应积极治疗 38

孕前预防感冒 38

孕前有痔疮需要治疗吗..................39

顽固便秘要"赶跑" 39

男性备育检查与保健 40

备育男性检查项目 40

精液检查，看这几项就够了 41

精子质量不好不要紧张 41

前列腺炎防治 42

男性应预防精索静脉曲张 42

做好遗传咨询，远离遗传病 44

需要做好孕前遗传咨询..................44

遗传概率较高的几种疾病 45

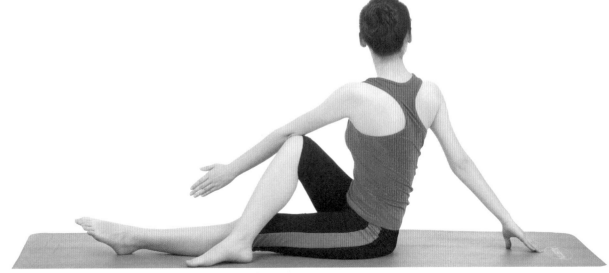

第三章
先调养身体再备孕

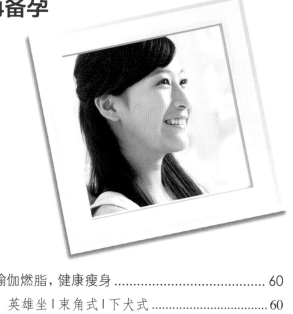

调理月经，走好备孕第一步 48

　月经不调会影响受孕 48

　月经周期过长或过短不影响受孕 48

　月经不调需先排查，以便对症治疗 49

　月经不调要尽早调理 49

　调好月经，从改变生活习惯开始 50

养好卵巢好备孕 52

　女性不孕或早期流产与卵巢功能有关 52

　卵巢健康度自测 52

　养护卵巢要从日常生活做起 53

强健体魄，为优生做准备 54

　孕前做运动的 5 大理由 54

　孕前做运动的注意事项 54

　给忙碌的备孕夫妻的运动建议 55

　标准体重测量方法及评价标准 56

　过瘦对怀孕的危害 56

　过胖对怀孕的危害 56

　健康地调整体重 57

　控制体重任重而道远 57

选择适合的运动方式 58

　制订一个孕前健身计划 58

　备孕女性适合这样运动 58

　备育男性适合这样运动 58

　备孕夫妻运动应以有氧运动为主 59

　瑜伽燃脂，健康瘦身 60

　　英雄坐 I 束角式 I 下犬式 60

　　猫式 I 鱼式 I 侧角伸展式 61

流产后，再要个宝宝也不难 62

　流产后要精心呵护子宫 62

　流产后注意乳腺经络通畅 62

　不容忽视的"小月子" 64

　自然流产后一定要查明原因再备孕 64

　胚胎停育后，再备孕需做检查 64

　面对习惯性流产要坚强 65

　流产跟子宫记忆功能没关系 65

　心情愉快有利于再孕 65

有过宫外孕史这样备孕 66

　宫外孕术后注意这些，保护好自己的身体 66

　宫外孕术后怀孕并不难 66

　注意调养，增强抵抗力 67

第四章
关注生活习惯，"好孕"自然来

备育男性做什么 70

手机别放裤兜了 70

趴着睡不太好 71

少穿紧身牛仔裤 71

暂时告别骑车运动 71

远离高温环境 72

了解容易受孕的性生活姿势 72

运动提高性功能 73

双人运动助性燃情 73

通过禁欲提高受孕概率是无稽之谈 73

备孕女性做什么 74

不宜使用美白化妆品 74

孕前 6 个月停止染发烫发 75

香水要收起 75

做好孕前乳房保健，保障宝宝的口粮 76

孕前乳房自检方法 76

清洁用品慎重选择 77

老生常谈的私处卫生 77

工作岗位与宝宝的健康息息相关 78

检查工作环境 78

备孕期间不要经常出差 78

需要暂时离开的工作岗位 79

宝宝和事业可以兼得 80

提前规划，安度孕产期 80

特殊岗位早做调整 80

职场备孕女性释放压力技巧 81

是否辞职待产需慎重考虑 81

备孕时期的性生活 82

孕前性爱要顺其自然 82

备孕"卫生"有讲究 82

还没彻底准备好时，调整避孕方式 ...84

提前半年停服避孕药 84

不同避孕方法对生育的影响 84

长期服避孕药的女性应注意补钙 85

备孕期可采用的其他避孕方式 85

小心家里的猫狗花草 86

饲养宠物需要小心弓形虫 86

孕前养过宠物需进行检查 87

慎防室内花草伤健康 87

好心情，好宝宝 88

不要轻易给自己贴不孕标签 88

孕前忧郁早调整 89

选择正确的放松方式 89

做好当父母的心理准备 90

如何增进夫妻感情 90

无须过度担心孕期和产后 91

远离日常生活中的"坑" 92

新装修的房子至少要晾 3 个月 92

注意办公室的隐形污染 93

室内温度、湿度要适宜 93

噪声污染不可小视 93

备孕期间少逛商场 93

戒烟戒酒戒咖啡，说到还得做到 94

床上用品巧选择 95

换季时别忘清洁空调 95

洗衣机也要清洗 95

第五章
备孕吃得好，更要吃得对

女性这样吃，"好孕"很容易 98

纠正厌食、挑食、偏食习惯 98

想怀孕，先排毒 98

吃工作餐担心营养不够怎么办 100

自带便当的优选食物 101

补充钙质，孕期不抽筋 102

　奶酪烤鸡翅 I 燕麦南瓜粥 I 豆腐油菜 102

　虾仁炒芹菜 I 三丝木耳 I 红烧带鱼 103

巧补铁，不贫血 104

　菠菜炒牛肉 I 豌豆炒口蘑 I 猪肝粥 104

　爆炒腰花 I 青椒炒鸭血 I 红枣枸杞粥 105

男性这样吃，提升精子活力 106

房事前不宜吃得太油腻 106

备育男性要多吃蔬菜水果 106

损害精子、影响男性性功能的食物 107

用"锌"提升精子活力 108

　肉蛋羹 I 香菜拌黄豆 I 平菇牡蛎汤 108

　葡萄干苹果粥 I 蛤蜊白菜汤 I 板栗烧牛肉 109

适度补硒，有助男性健康 110

　芦笋番茄 I 洋葱炖羊排 I 小米海参粥 110

　猪腰核桃黑豆汤 I 紫苋菜粥 I 蘑菇牛肉粒饭 111

孕前饮食"红绿灯" 112

叶酸要吃，但不要神化其功效 112

孕前 3 个月补叶酸 112

补叶酸这样吃 114

　橘子苹果汁 I 栗子排骨汤 I 油菜香菇汤 114

　芝麻圆白菜 I 鸡丝芦笋汤 I 豆角焖面 115

按时吃饭是基本要求 116

厨房卫生细节 117

少喝或不喝饮料 117

素食者孕前营养调整 117

孕前 3 个月加强营养补充 118

备育男性要多吃蔬菜水果 118

充足的维生素 C，有助增强免疫力 120

　番茄炖豆腐 I 糖醋莲藕 I 菜花沙拉 120

　果香猕猴桃蛋羹 I 凉拌紫甘蓝 I 苦瓜焖鸡翅 ... 121

生育助手维生素 E 122

　荞麦山楂饼 I 蒜薹炒山药 I 黄瓜芹菜汁 122

　香煎三文鱼 I 黄花菜炒鹅肝 I 桑葚粥 123

第六章
找出问题所在，怀孕并不难

怀不上，可能是这些原因惹的祸.....126
区分"不育症"与"不孕症".................. 126
长期不孕宜排查输卵管......................... 126
男性不育的原因 126
女性不孕的原因 127

多囊卵巢并不可怕.....................128
多囊卵巢综合征对自身的影响..................... 128
多囊卵巢综合征的病因............................. 128
多囊卵巢综合征其实不难治 129
养好卵巢，摆脱多囊卵巢综合征 129

别把痛经不当回事 130
原发痛经、继发痛经不是一回事 130
原发痛经一般不影响受孕 130
继发痛经有可能会影响怀孕 131
缓解痛经的方法 131

精子不好，坚持治疗就会好...........132
治好前列腺炎，好孕马上来 132
合理运动有助于提高精子活力 132
放下包袱轻装上阵，坚持就会成功 133
找个专业的医院很关键 133
"弱精男"也有春天 133
男性不宜延长射精时间.............................. 133

甲亢和甲减的女性看过来 134
得了甲亢或甲减还能怀孕吗 134
甲亢女性想怀孕，这么做 134
甲减女性怀孕放轻松 135

有"三高"，备孕要注意什么 136
高血压，控制好就能怀上 136
高脂血症，怀孕没那么可怕 136
糖尿病，也可以怀上健康宝宝 137

备孕先暖宫，不做"冷"美人..........138
宫寒的症状... 138
宫寒容易引起的妇科病症 138

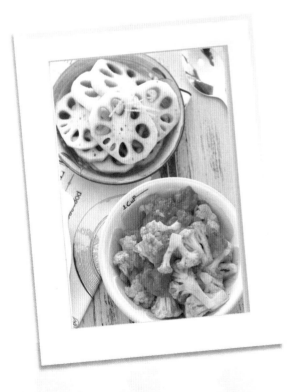

第七章
二胎妈妈、高龄备孕不用愁

备孕二胎，重温孕妈妈的小幸福.....142

心理准备最重要 142

备孕二胎更要重视孕前检查 142

怀二胎最好在35岁前 142

二胎孕前要治好这些病 143

高龄妈妈生二胎的风险 143

第一胎早产，多久可以怀二胎 144

顺产后多久怀二胎 144

剖宫产术后多久怀二胎 144

大宝多大后要二胎好 145

做好大宝的思想工作 146

让大宝"释怀"再怀孕 146

和大宝分享妈妈的怀孕经历 146

让大宝参与各项迎接新宝宝的准备 146

用父母的手足之情感染大宝 147

营造欢迎弟弟妹妹的家庭氛围 147

养育两个宝宝的麻烦事 148

做出更大的牺牲 148

二宝爸，你准备好了吗 148

一不小心就高龄了，如何备孕........150

什么是高龄妊娠 150

决定要宝宝就不要再拖延 150

高龄妈妈需注意的事项 151

做到这些，高龄女轻松"好孕".......152

孕前检查，把危险扼制在萌芽期 152

停止避孕，能马上怀孕吗 152

孕前3个月，丈夫不能随意用药 152

别小看超重 153

找回优质的卵子 154

女性年龄与卵子质量成反比 154

高龄备孕女性怎么吃 154

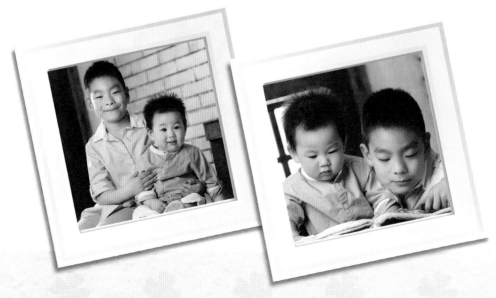

第八章
恭喜你，怀孕啦！

验孕那些事儿 158

怀孕的第一个信号——停经 158

怀孕初期的其他征兆 158

不同的验孕方式 160

看图读懂验孕棒 161

验孕出现误差的原因 161

孕期胎教，准爸爸不可缺席 162

胎宝宝对准爸爸的声音很敏感 162

念童谣丨读唐诗丨做剪纸 162

学英语丨唱儿歌丨做手工 163

孕吐也是一种甜蜜 164

孕吐，好难受 164

不可自行用药止吐 165

孕吐时怎样健康吃酸 165

小心一点，安全第一 166

重视先兆流产 166

自然面对嗜睡、忘事 167

居住环境要通风、不潮湿 167

感冒了没什么大不了 167

孕中期，感受两颗心的律动 168

带宝宝去旅行 168

自觉在家测胎动 168

健康细节别大意 170

散步是非常适合孕期的运动 170

孕妈妈要注意腰背痛 170

纠正乳头凹陷 170

要及时调换文胸 171

注意控制体重 171

身心放松很重要 172

预防及缓解静脉曲张 172

放缓生活节奏 172

孕晚期禁止性生活 173

洗头要安全舒适 173

分娩前保证充足的休息 173

期待与宝宝的第一次见面 174

产前检查变勤了 174

见红后多久去医院 174

破水后要马上去医院 174

忽略分娩时的异样感受 174

分娩方式的选择 175

分娩时不要大声喊叫 175

附录 安胎保胎食物推荐 176

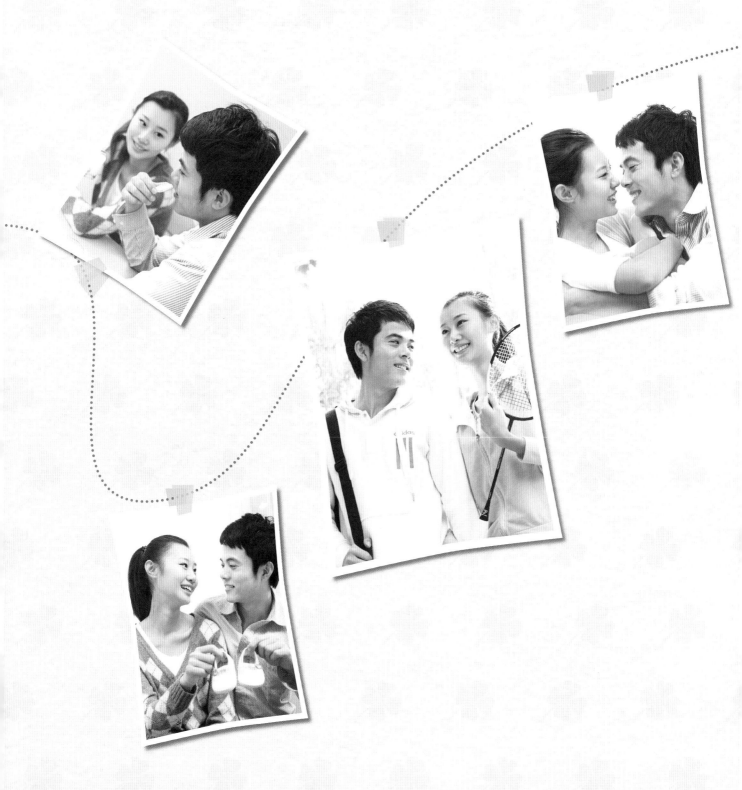

第一章

想要个宝宝，
先要知道这些优生知识

　　生命的产生是个神奇、浪漫的过程，揭开这层神秘的面纱，一起了解一下精子、卵子、受精卵，能让备孕夫妻更客观地了解宝宝是如何产生的，从而在生命伊始就给予他（她）最贴心的保护，让宝宝沐浴在爱的阳光中健康成长。

神奇的血脉传承

　　父母生儿育女，子女保持和父母相似的体形和生理机能，又将这些继续传递给下一代，这种血脉传承现象就叫作遗传。遗传是保持物种稳定和发展的一种方法。

智力也具有一定的遗传性

　　智力与遗传是有一定关系的。一般而言，父母智商较高的，其子女智商也较高；父母智商较低的，子女智商也相对较低。不过遗传对智力的影响虽然大，但也不是绝对的。不难发现，有不少智力一般的父母会生下智商超群的孩子，也有些智力较高的父母会有一个智力较为一般的孩子。

后天培养对智力发育也很重要

　　智力是遗传和环境、内因和外因双重作用的结果。迄今为止，有智力缺陷的遗传病至少已发现数百种。母亲怀孕、分娩时的环境以及家庭环境的不同，也可能造成孩子在智力发育上的差别。一般情况下，遗传因素决定的智力差异在大多数人身上表现得并不明显，积极创造后天的良好环境，并通过自己的勤奋努力，每一个人的潜力都能得到充分发挥。

　　除了外貌上的遗传，性格的形成也有许多先天的成分。

宝宝的智力与遗传有关，但后天的培养更重要。

父母的外貌哪些可以遗传给子女　干货！

　　父母都期待自己的孩子将来能够遗传到自己的优点，门诊中也经常会遇到打听各种偏方的夫妻。实际上外貌的遗传是有一定规律的。那么哪些外貌特征容易遗传，哪些外貌特征会产生新的变化呢？

　　眼睛：孩子的眼形、眼睛的大小遗传自父母，大眼睛相对小眼睛是显性遗传。

　　双眼皮：双眼皮是显性遗传，一对分别为单眼皮与双眼皮的夫妻生下的宝宝极有可能是双眼皮。

　　眼球颜色：黑色等深色眼球相对于浅色眼球是显性遗传。

　　睫毛：睫毛长也是显性遗传。

　　鼻子：一般来讲，鼻子大、鼻梁高且鼻孔宽是显性遗传。

　　耳朵：大耳朵相对于小耳朵是显性遗传。

　　下颌：下颌是显性遗传，父母任何一方有突出的大下巴，子女极有可能也长着酷似的下巴。

　　肤色：如果父母皮肤较黑，通常子女的皮肤不会太白。

　　妇产科医生划重点：情绪会影响受孕的概率及宝宝的性格，所以从备孕开始妈妈就要尽量保持平和的心态。

有些差异也正常

遗传是不分好坏的，有些跟遗传相关的疾病可能会传给下一代。遗传又是相对的，虽然后代会与祖辈之间保持一定的延续性，但也存在着差异，在遗传因素和环境因素的双重作用下，遗传性状会发生突变或渐变。遗传和变异的结果是既保持了物种的原有性状，又能表现出许多的新性状，使得生物不断地向前发展。

哪些特征容易隔代遗传

所谓隔代遗传是指第一代(爷爷奶奶辈)所具有的特征，在第二代(爸爸妈妈)的身上没有表现出来，却在第三代(孙子孙女)的身上显现了出来。生活中，经常能看到孩子跟自己的爸爸妈妈没有太多的相似性状，却跟爷爷奶奶有很多相似处。那么哪些特征容易发生隔代遗传呢?

外貌

很多宝宝外貌跟爷爷奶奶比较相似，主要是因为在父母辈表现出来的隐性性状，经过重新组合，到了孙辈又重新组合表现为显性性状。所以，宝宝跟爷爷奶奶长得像也就不足为奇了。

肥胖

肥胖也可以隔代遗传，如果爷爷奶奶或者姥姥姥爷当中有肥胖的，宝宝出生以后超重的可能性会比较大。不过孕妈妈可以通过在孕期合理饮食、加强运动等方法控制宝宝的体重。

疾病

除了外貌和肥胖会隔代遗传以外，一些伴性遗传的疾病也会隔代遗传，因此，夫妻双方一定要重视孕前检查。如果家族中有人有遗传病史，那么孕妈妈在孕期就要定期产检，并且要进行基因检查，确保宝宝正常发育。

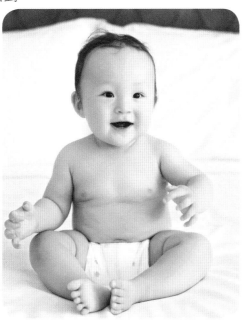

❀备孕关键词
——促进智力发育的食物

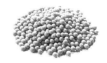

黄豆

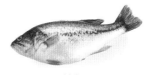

鲈鱼

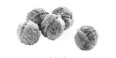

核桃

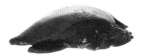

猪肝

鸡蛋

备孕女性这样做，
拥有最棒的卵子

优质的卵子是宝宝健康的前提，各位备孕女性只要养好身体，保证规律的作息时间、避免不良生活嗜好，就能保证卵子健康，有助于怀孕。

优质卵子从养好卵巢开始

女性保养好卵巢，既可以使脸部皮肤光滑有弹性，又可以促进生殖健康，调节并分泌雌性激素，为创造优质的卵子做准备。

备孕女性在日常生活中要做到饮食营养、合理，劳逸结合，保证充足睡眠，坚持适当的体育锻炼和劳动，戒除烟酒；精神上应避免不良的刺激，学会放松心态，保持心情舒畅，情绪良好。这些都是保养卵巢切实有效的方法。

卵子排出后只能存活30小时

排卵期一到，卵子会进入输卵管等待精子，如果30小时内没有等到精子，受精能力迅速减弱并消失。

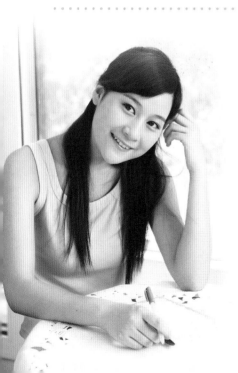

孕前需要检查排卵功能的人群

1. 多次人工流产：多次人工流产容易造成炎症，引起输卵管堵塞等病症，子宫内膜易受到创伤，使受精卵难以着床。

2. 生活方式不健康：生活不规律会影响卵巢功能及卵子质量。

3. 年龄超过35岁：年龄会影响卵子的质量。

4. 经期性生活：经期性生活可刺激女性产生抗精子抗体，降低卵子活力。

5. 患有某些疾病：比如性传播疾病，会破坏女性输卵管功能；甲状腺功能减退、结核病、贫血、肝脏疾病等，均可导致闭经或无排卵。

警惕过度促排卵损伤卵巢

一般促排卵应控制在3~6个月，若仍不能受孕，应尝试其他方法，过长时间的促排卵会导致卵巢功能提早衰退。

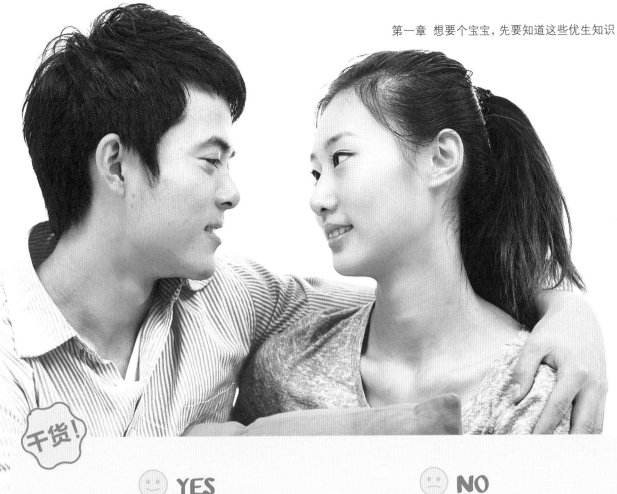

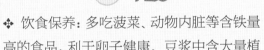

☺ YES

❖ 饮食保养：多吃菠菜、动物内脏等含铁量高的食品，利于卵子健康。豆浆中含大量植物蛋白，能让卵巢更年轻、卵子更健康。

❖ 留够脂肪好"孕"来：女性体内如果没有足够的脂肪就会影响体内激素的分泌，影响性欲，不利于受孕成功。

❖ 保持愉快舒畅的心情：过度焦虑和抑郁会影响卵巢功能，从而影响女性正常排卵。

❖ 适度的运动：适度运动可以促进女性体内激素的合理调配，确保受孕时女性体内激素的平衡与受精卵的顺利着床。

☹ NO

❖ 吸烟喝酒：酒精会降低卵子活性，香烟中的尼古丁可加速卵巢老化或直接危害卵子。

❖ 吃止痛药：滥用止痛药可导致产前、产后、分娩时出血，其中有些成分还可能引起胎宝宝畸形、器官发育不全。

❖ 滥用补品：某些保健品中含有大量的雌性激素，长期服用会导致女性内分泌紊乱。

❖ 做"卵巢保养"：美容院流行的"卵巢保养"很不可靠，劣质的精油渗入人体后，反而会影响内分泌水平，甚至降低卵子活性。

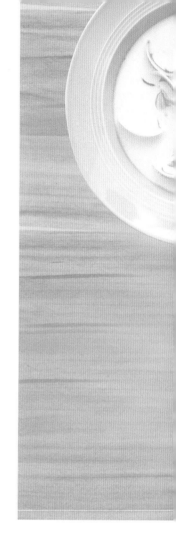

备育男性这样做，提高精子的质和量

备孕从来都不是女性一个人的事，备育男性的精子质量同样影响受孕和优生，精子质量越好，数量越多，活力越强，受孕就越容易，所怀的宝宝也会更健康。

合理饮食，提高精子质量

蛋白质：蛋白质是生成精子的重要原材料，合理补充富含优质蛋白质的食物，有益于协调备育男性内分泌机能以及提高精子的数量和质量。

矿物质和微量元素：人体内的矿物质和微量元素参与了男性睾酮的合成和运载活动。

脂肪：性激素主要由胆固醇转化而来，脂质中还含有精子生成所必需的脂肪酸。如果缺乏，不仅影响精子的生成，还可能引起性欲下降。

过度肥胖会精子质量
备育男性过度肥胖会导致腹股沟温度升高，过度肥胖会精子质量，但是也不要为了减肥进行超负荷运动，否则也会使睾丸温度升高。

性能力与生育能力没有必然联系

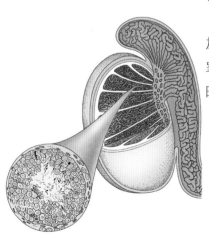

性功能的强弱不能替代表生育能力。男性只要生殖器官发育良好，性心理健全，加上必要的性知识和性技巧，就具备了正常性功能。而男性的生育能力主要取决于睾丸产生的精子数量和质量，当男性具有一定数量的形态正常且活动能力良好的精子时，性功能正常，便具有了自然的生育能力。

自我检测精子质量
男性一次的射精量在 2 毫升左右，颜色为灰白色或略带黄色，正常的精液在射出后会变为胶冻状，多段时间后变为液体。

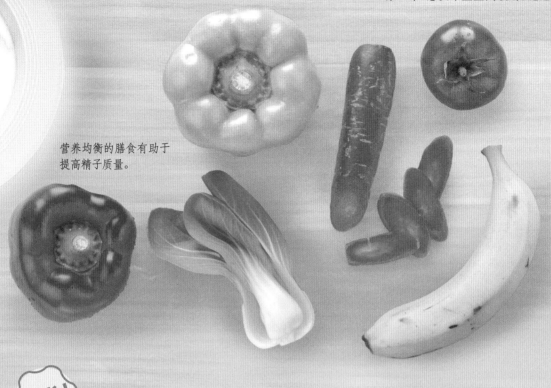

营养均衡的膳食有助于
提高精子质量。

干货！

 YES

❖ 作息规律：充足的休息可以保证性功能和精子质量。

❖ 平衡膳食：备育男性饮食要注意品种丰富，多吃蔬菜、水果、鱼类、肉类、蛋类等。

❖ 锻炼身体：适度运动能够改善身体的综合素质，增加精子的活跃程度。

❖ 戒烟戒酒：烟酒不仅对精子的危害很大，还会让备孕女性遭受二手烟的危害。

❖ 注意卫生：生殖器官感染严重也会导致不育。

 NO

❖ 热：阴囊是睾丸的"温度调节器"，精子的成长环境需要低温，否则精子不易存活。

❖ 挑：有些男性挑食、偏食，导致缺锌，使精子数量下降，甚至丧失生育能力。

❖ 忧：情绪不稳定可直接影响神经系统和内分泌的功能，使睾丸生精功能发生紊乱。

❖ 频：性生活过度，会导致精子数量过少。

❖ 药和射线：抗肿瘤药物、镇静药物、呋喃类药物、激素类药物和放射线会使精子染色体发生突变。

把握怀孕好时机

备孕夫妻想要一个聪明、健康的宝宝，把握怀孕最佳时机很重要。

女性一生的卵子数量从胎儿时期起已确定，年龄越大卵子质量下降越快，越不利于孕育，而男性在35岁以后，精子基因突变的概率也相应增高。25~35岁的男性和23~30岁的女性是人生中最具"孕气"的时间。

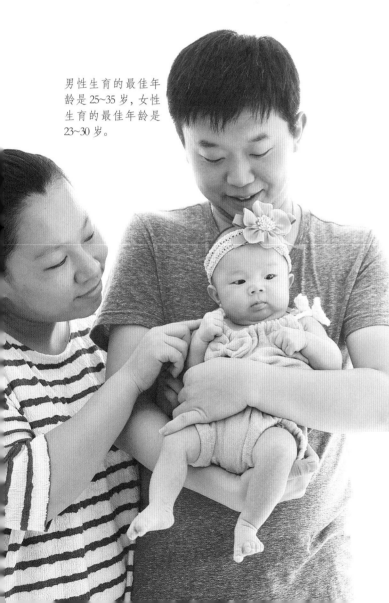

男性生育的最佳年龄是25~35岁，女性生育的最佳年龄是23~30岁。

男性生育的最佳年龄

25~35岁是男性的最佳生育年龄。男性的身体发育相对女性要晚一些，虽然男性进入青春期后就可以生育，但此时精子发育和男性心理往往不够成熟，在心理上、生活上缺乏孕育和抚养宝宝的准备。而男性在35岁以后，体内雄性激素开始以缓慢的速度衰减。40岁后，精子基因突变的概率增高，对受孕及将来胎宝宝生长和发育的不良影响大大增加。

女性生育的最佳年龄

23~30岁是女性的最佳生育年龄。虽然女性在18岁以后生殖系统已发育成熟，可以生育，但此时女性的心理及社会年龄还不成熟，不能很好地对待生育和照顾宝宝，所以不宜受孕。而30岁以上的女性，身体受环境影响大，卵巢功能、卵子质量及受孕概率都有所下降，孕育时身体和胎宝宝出现变数的概率也会比最佳生育年龄时高。

女性在23~30岁，生理成熟，精力充沛。正常情况下，这个年龄段的女性雌性激素分泌平衡，卵子质量高，同时心理及社会年龄也成熟，容易接受孕产、育儿方面的知识。此时怀孕生育，不仅能更好地做好心理、生活上的准备，在身体上也有利于胎宝宝生长发育，分娩风险也小。

女性不同年龄生育的优势和劣势

20~30 岁

优势

1.流产概率小；

2.有关母婴健康的顾虑少，如患妊娠综合征的概率小，宝宝畸形危险系数低，先天痴呆的概率也低；

3.精力充沛，全天护理宝宝的能力较强；

4.宝宝长大一点后再出去工作，职业选择的范围较宽，不用过多考虑年龄的问题。

劣势

1.如果工龄太短，可能享受不到产后福利；

2.财富积累少，经济上可能会比较拮据。

30~40 岁

优势

1.夫妻关系更趋于稳定，有利于共同抚育宝宝；

2.工作稳定，容易得到完全的产后福利；

3.经济上较宽裕，支付得起高品质的育儿费用。

劣势

1.30 岁以后怀孕，畸形儿生育率相对较高；

2.35 岁以后早产情况较多，容易发生妊娠高血压疾病、妊娠糖尿病或其他并发症；

3.35 岁以上生育能力急剧下降，流产概率增大。

40 岁以上

优势

1.这个年龄段的女性年长且见多识广，而且多半不是初为人母，有带孩子的经验；

2.年龄大一点的女性无论是经济上还是心理上都比较成熟，夫妻关系也比较稳定；

3.很多女性在40多岁时已经完成了职业上的心愿，不会认为孩子是事业的障碍。

劣势

1.流产率较高；

2.宝宝患遗传病的概率更高；

3.宝宝长大后，可能会和父母有明显的代沟。

良好的居室环境能助孕

　　环境是基础，为了未来宝宝的健康，营造一个好的受孕环境是非常有必要的。居室应保持清洁安静、阳光充足。24~26℃是非常适宜的室内温度，经常给房间通风换气，使室内的二氧化碳及时排出，补充进来新鲜的空气。杂乱的居室、噪声的干扰、无隔离的设施等，都会影响性生活的质量。

　　温馨整洁的居室，赏心悦目的床上用品，充满爱意的眼神，轻柔的触摸，这些都会通过感官传入大脑，激发和加强性欲，增加性爱的美满度，促进性高潮的到来。良好的居室环境，是保证夫妻双方性生活美满的重要条件之一。有的夫妻因条件所限，居住环境拥挤，影响性生活质量，长此以往，自然影响生育。

最佳受孕时间

　　人体的生理现象和机能状态，在一天24小时内是不断变化的。早上7~12点，人体机能状态呈上升趋势。中午1~2点，是白天人体机能最低时刻。下午5点再度上升，晚上11点后又急剧下降。一般来说，晚上9~10点是受孕的最佳时刻。

*　　备孕期间尽量不要安排长时间、远距离、易疲劳的活动，如有不适，及时就医。*

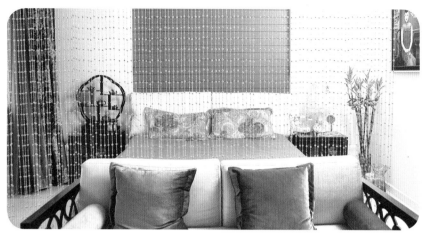

哪些情况下不宜受孕

　　有些备孕夫妻急于怀孕，学会测算排卵期之后每次都很努力，但并不是什么时候都适合受孕。为了生一个健康聪明的宝宝，备孕夫妻需要在受孕时间上有所选择，给宝宝一个良好的开始。

身体疲劳不宜怀孕

　　怀孕前夫妻两人除了要做好心理准备，身体准备也是十分必要的。比如，工作或学习过于紧张疲劳时不宜受孕。引起疲劳的生活因素有很多，比如剧烈的体育活动、过度的体力劳动、频繁的性生活、较大的工作压力等，怀孕都应避开这些时间段。

长期抑郁不适合怀孕

　　备孕女性如果长期抑郁，会使怀孕的概率下降，同时也不适合怀孕。当备孕女性感到压力大或心情不好时，可以出去散散心，或是去旅游，换一个环境，换一种心情。如果心情一直都郁闷，即使怀孕了，糟糕的情绪也不利于胎宝宝的发育和成长。

妇产科医生划重点： 如果真的在旅途中出现了意外之喜，备孕夫妻不要沮丧，尽可能提供良好的怀孕环境即可。

受孕的最佳季节

在最佳季节受孕有助于胎宝宝脑发育

孕期前 3 个月是胎宝宝大脑组织开始形成和分化的时期，胎宝宝的脑组织发育速度非常快，且需要充足营养供给。这时，胎宝宝对妈妈子宫内的情况极为敏感，孕妈妈要格外谨慎，为胎宝宝提供安全的母体环境。选择最佳受孕季节，有助于胎宝宝获得最好的大脑发育条件。

夏末秋初是受孕的最佳时节

研究发现，精子在秋季活动能力最强。7~9 月份气候相对舒适，备孕女性身体在经过各种病毒迅速繁殖的春季后，已经变得足够"强壮"，不容易感染疾病，能给胎儿提供较为安全的宫内环境。

经过约 3 个月的孕早期不适阶段后，正值蔬菜瓜果收获的时节，此时正是孕妈妈充分摄入营养和维生素的好时候，有计划地补充营养，调理饮食，有利于胎宝宝的发育。

胎宝宝出生在 5~7 月份

若夏末受孕成功，宝宝将会在春暖花开的季节出生。那时风和日丽，气候适宜，衣着日趋单薄，婴儿洗澡不易受凉，卧室还可以开窗换气，提高室内空气质量，这将大大降低新手爸妈对新生儿护理的难度。宝宝满月后又可抱出室外进行日光浴，可预防佝偻病的发生。

此外，春季自然成熟的蔬菜、水果品种多，也有利于孕妈妈产后营养摄入和饮食调理。由于气候适宜和营养丰富，产妇的身体恢复也较快。当盛夏来临，妈妈和宝宝的抵抗力都已得到加强，可以顺利度过酷暑。到了严冬时节，宝宝已经半岁，具有一定的抗病能力了，对健康过冬十分有利。

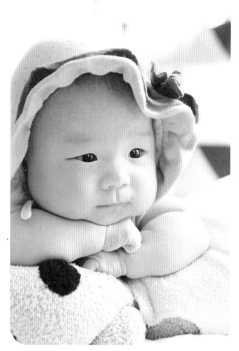

🍀 **备孕关键词**
——受精卵的发育

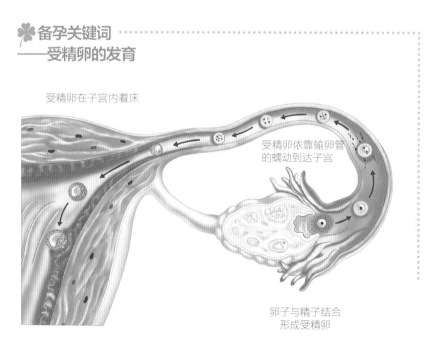

受精卵在子宫内着床

受精卵依靠输卵管的蠕动到达子宫

卵子与精子结合形成受精卵

你的排卵期到底是哪天

有些夫妻备孕很久，却一直没有消息，其实这可能与性生活时机不对有很大关系。怎么才能让精子和卵子早一点相遇呢？备孕女性赶快查一查自己的排卵日期吧！

最简单的算式推算法

卵子排出的时间一般在下次月经来潮前的 14 天左右。备孕女性可以根据自己以前月经周期的规律推算出排卵期。

对于月经周期正常的女性：以月经周期为 28 天为例来算，这次月经来潮的第 1 天在 9 月 29 日，那么下次月经来潮是在 10 月 27 日，再用 10 月 27 日减去 14 天，则 10 月 13 日左右就是排卵日。排卵日及其前 5 天和后 4 天，也就是 10 月 8 日~17 日这 10 天为排卵期。

对于月经不规律的女性，排卵期计算公式为：

●排卵期第一天 = 最短一次月经周期天数 –18 天
●排卵期最后一天 = 最长一次月经周期天数 –11 天

例如，最短一次月经周期天数是 28 天，最长一次月经周期天数是 37 天，那么，排卵期的第一天为：28–18=10，排卵期的最后一天为：37–11=26，即在月经后的第 10~26 天都属于排卵期。

测排神器——排卵试纸这么用

排卵是卵巢释放卵子的过程。正常女性体内保持有微量的黄体生成素（Luteinizing Hormone，简称 LH），在月经中期 LH 的分泌量快速增加，形成一个高峰，并在此后 48 小时内刺激卵巢内成熟卵子的释放。这段时间女性最容易受孕。排卵试纸是通过检测 LH 的峰值水平，来预知是否排卵，可用于定性检测尿液中 LH 水平，从而达到选择受孕最佳时机或"安全期"避孕的目的。

从某种意义上来说，找准排卵期，受孕就成功了一半。

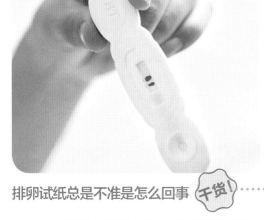

排卵试纸总是不准是怎么回事　干货！

遇到很多备孕女性问，买了排卵试纸但觉得不准。其实很多时候并不是试纸有问题，而是用的方法错了。

别用晨尿进行排卵测试

如果用晨尿的话，经过一晚上的尿液浓度过高，容易将 LH 测成峰值，即有可能把弱阳测成强阳性而误导真正排卵的时机。

检测时间有讲究

正常月经周期（28 天）的女性从经期开始为第 1 天算，第 12 天开始测试；月经周期 30 天的从第 14 天开始测试，以此类推。

妇产科医生划重点：记录好月经来潮和月经结束的日期，方便准确掌握和计算自己的排卵期，为顺利怀孕做准备。

观察宫颈黏液——生理感知

月经周期可划分为干燥期—湿润期—干燥期。月经结束后，宫颈黏液稠而量少，或没有黏液，称为"干燥期"，不宜受孕。月经周期中期，随着内分泌的改变，黏液增多而稀薄，阴道内分泌物增多，称为"湿润期"，也称"易孕期"。

每天需要观察宫颈黏液数次，一般可利用起床后、洗澡前或小便前的机会用手指从阴道口取黏液检查，观察手指上的黏液外观、黏稠程度以及用手指做拉丝反应等。

排卵时阴道分泌物量最多。一旦发现外阴部有湿润感及黏稠的黏液，而且黏液能拉丝达数厘米时，就应认为处于排卵期，直到黏液高峰日过后第4天，才能进入排卵后安全期。

黏液伸展度测试具有个人差异性，且阴道内宫颈黏液的变化受多种因素影响，如阴道内严重感染、冲洗阴道、性兴奋时的阴道分泌物、使用阴道内杀精子药物等。若对阴道内宫颈黏液的性质不能肯定，应一律视为排卵期分泌的宫颈黏液，这样能提高受孕率。

下腹疼痛是排卵信号

女性每个月经周期都会有卵泡发育和成熟。卵泡中充满着液体，在排卵期会随着压力的增加向卵巢表面膨出。压力足够大时，卵泡破裂，卵子排出，此时常伴有极轻微的出血，当出血点刚好正对着卵巢腹膜，就可刺激卵巢腹膜产生隐隐约约的疼痛感，这称之为"排卵痛"。

如果出血较多，疼痛会更明显。但不是每个人或每个周期都会有排卵痛，因为当出血点没有正对着卵巢腹膜时，或者没有对卵巢腹膜产生刺激，就感觉不到排卵痛。

还有一种"排卵痛"，就是在排卵前后，腹股沟（排卵侧）有一侧淋巴结肿大，这也会产生明显的疼痛。

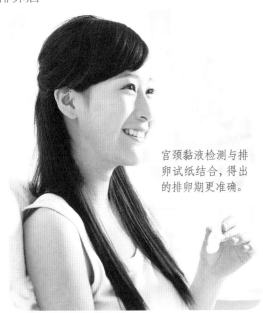
宫颈黏液检测与排卵试纸结合，得出的排卵期更准确。

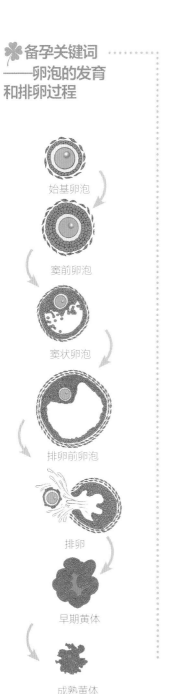
备孕关键词——卵泡的发育和排卵过程

始基卵泡

窦前卵泡

窦状卵泡

排卵前卵泡

排卵

早期黄体

成熟黄体

宝贝只要健康就好

宝宝的性别只与性染色体有关，生男生女的概率一样。对于备孕夫妻来说，不管是女孩还是男孩，这都将是你们生命最好的延续。

男孩还是女孩都随缘

正常人有 23 对 (46 条) 带有独特的遗传信息的染色体，23 对染色体中有 1 对是决定性别的性染色体，女性是 2 条 X 染色体，而男性只有 1 条 X 染色体，另一条是 Y 染色体。

精子和卵子是经过减数分裂而来的生殖细胞。因此，卵子带了 22 条常染色体和 1 条 X 染色体，精子则带了 22 条常染色体和 1 条 X 染色体或 1 条 Y 染色体。

卵子与精子结合受精时，可以出现以下两种情况：①卵子与带 X 染色体的精子结合，产生 XX 型受精卵，发育成女宝宝；②卵子与带 Y 染色体的精子结合，产生 XY 型受精卵，发育成男宝宝。

从表面来看，生男生女由男性决定，但是哪种类型的精子能与卵子结合完全是随机的，并不受人们意志的支配。从理论上来讲，出现男婴和女婴的概率没有什么差异，胎宝宝的性别应该是男女各占一半。

民间据称可以预测或改变胎宝宝性别的手段，基本都是无用甚至有害的。

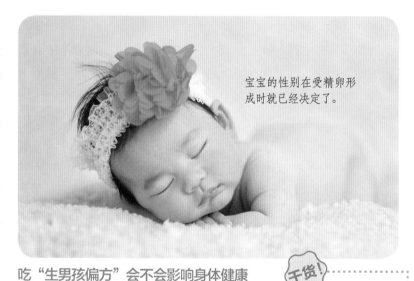

宝宝的性别在受精卵形成时就已经决定了。

吃 "生男孩偏方" 会不会影响身体健康

干货！

随着二胎政策的开放，许多夫妻抱着 "儿女双全" 的想法开始备孕二胎，长辈也从各处搜罗来所谓 "生男孩偏方"。这些偏方会不会影响备孕女性的身体健康呢？让专家告诉你。

不要盲目相信生男生女产品

各种生男生女的所谓 "家传秘方" "转胎药" 被传得神乎其神，比如传说在怀孕 60 天内吃 "转胎药" 保准女孩变男孩……这些根本没有科学依据，因为性别在受精卵形成的时候就已经确定了，所谓的女孩变男孩完全就是一种蒙骗人的说法。

流传千年的 "酸儿辣女" 靠谱吗

孕妇出现食欲下降、对气味敏感、嗜酸或嗜辣，甚至想吃些平时并不喜欢吃的食物，均属于正常的妊娠生理反应。而胎宝宝的性别是由性染色体决定的，仅以孕妈妈口味的变化来判断胎宝宝的性别是毫无科学根据的，不要强迫孕妈妈改变口味。

妇产科医生划重点：电脑辐射、久坐会导致 Y 染色体受损伤，生女孩的概率增加，所以 "'IT 男' 更容易生女孩" 的说法有一定道理。

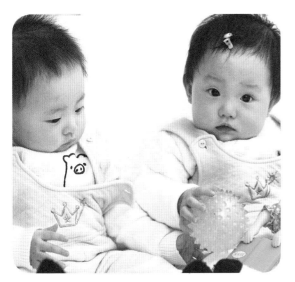

双胞胎和多胞胎

一次妊娠同时有 2 个或 2 个以上胎宝宝者称为多胎妊娠，也就是说怀了双胞胎或多胞胎。双胞胎有同卵双胞胎和异卵双胞胎之分。同卵双胞胎是由 1 个受精卵在分裂过程中，分裂成 2 个或多个独立的胚胎细胞或细胞群体，再分别发育成不同的胎宝宝。这种分裂产生的双胞胎具有相同的遗传特征，所以性别相同，性格和容貌也非常相似。异卵双胞胎是 2 个卵子同时或相继受精，具有不同的遗传特性，发育成 2 个不同的胎宝宝，性别可能不同，容貌、性格等方面的差异和普通的兄弟姐妹差不多。大多数双胞胎（约 75%）属于异卵双胞胎。

什么样的人适合诱导排卵

年龄在 35 岁以下、已经被诊断为因激素分泌不平衡而导致月经不规律的女性，进行诱导排卵是非常容易成功的。诱导排卵可以帮助患有多囊卵巢综合征的女性、不能正常产生 LH（黄体生成素）从而妨碍卵泡排出的女性，或者是在排卵后的黄体阶段不能产生足够的黄体酮从而无法保证受精卵在子宫内顺利着床的女性提高受孕概率。

对促排卵药物的认识误区

对促排卵药物的使用有两个误区：一种是太轻率，随便使用；另一种是过于慎重，虽然有需要，但是迟迟下不了决心去使用。有些女性为了追求双胞胎，即使自身的排卵功能良好，也要使用促排卵药物，祈求多胞胎的奇迹，但是使用促排卵药物，胎儿的畸形率会增加，而怀上多胞的女性，怀孕期间流产、早产、胎儿发育迟缓的风险大大高于单胎。相反，有些女性自身存在排卵障碍，本应听从医生的建议，适时地使用促排卵药物，却由于存在过多疑虑，而延误了最佳怀孕时间。

🍀 备孕关键词
——男孩还是女孩

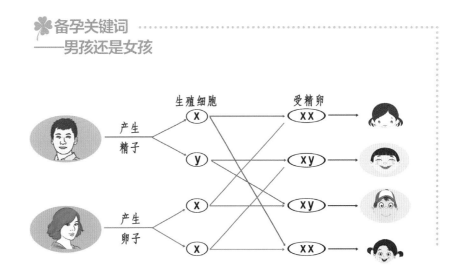

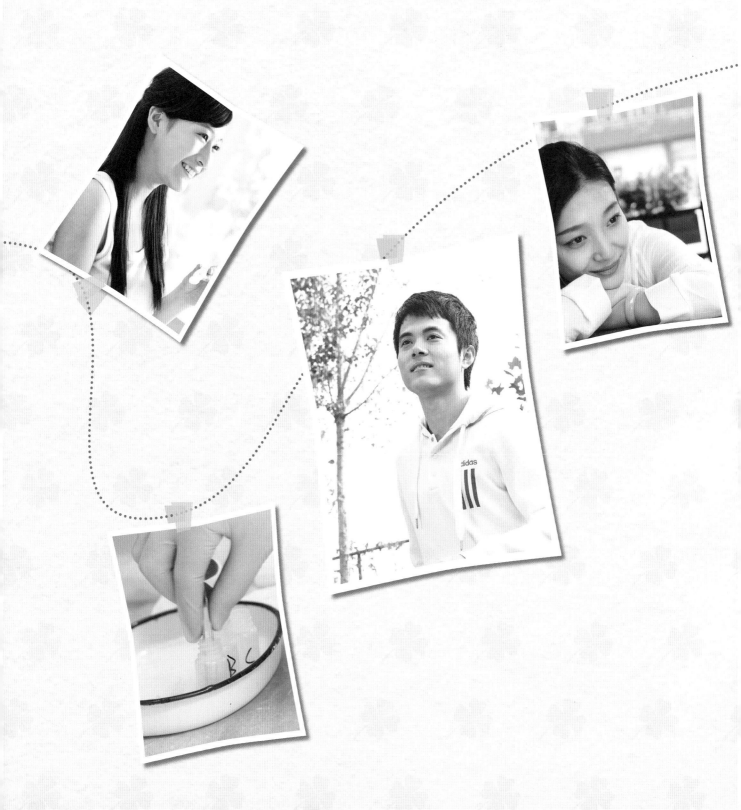

第二章

孕前检查，必不可少

要想生一个健康的宝宝，孕前检查非常重要。孕前检查不同于常规体检，主要是针对生殖系统和遗传因素所做的检查。孕前检查最好在孕前 3~6 个月做。健康宝宝首先是由健康的精子和卵子结合的受精卵发育而来的，因此夫妻双方都要做相关项目的检查，男性孕前检查和女性孕前检查一样重要。

孕前检查不一样

　　备孕期间，从每一个生活习惯到饮食营养，都要有所注意。因此，备孕夫妻需要将孕前检查与怀孕计划一同提上日程，排除一切可能影响胎宝宝生长发育的不利因素。

不检查就怀孕？ NO！

　　婚前检查是保障夫妻生活幸福、孩子健康的第一道关口，是幸福婚姻不应缺少的重要一环。如果由于种种原因，你们错过了婚前检查，那么请一定注意，不要再错过孕前检查了。

普通体检并不能代替孕前检查

　　很多人都有这样的想法：自己在单位每年都进行体检，身体很正常，还用得着再重复地做孕前检查吗？专家认为，普通体检并不能代替孕前检查。普通体检主要包括肝肾功能、血常规、尿常规、心电图等检查项目，以最基本的身体检查为主，但孕前检查主要针对生殖器官以及与之相关的免疫系统、遗传病史等检查。因此怀孕前，夫妻双方应该做一次全面的身体检查，以了解备孕夫妻双方的身体是否具有怀孕的条件，如果发现问题应及时治疗。

去哪个医院做孕前检查

　　对于一些备孕夫妻来说，孕前检查是一项很神秘的检查项目，有些人甚至不知道去哪里做孕前检查，其实，孕前检查是一种再普通不过的检查了。备孕夫妻可以到妇产医院、妇幼医院、产科专科医院和一些较大规模的综合类医院进行孕前检查。

即使婚前或上次备孕时做过检查，此次备孕时最好再次进行健康咨询和健康体检。

孕前需要接种的疫苗有哪些 干货！

　　孕前检查的时候，医生会询问备孕女性是否考虑接种疫苗。那么都有哪些疫苗需要接种，又要提前多久做准备呢？

乙肝疫苗

　　乙肝病毒可通过胎盘屏障，直接感染胎宝宝。乙肝疫苗最好从孕前 11 个月开始注射，即从第 1 针算起，在此后 1 个月时注射第 2 针，在 6 个月时注射第 3 针。

风疹疫苗

　　风疹病毒的感染是先天性心脏病发病的主要原因。医生建议风疹疫苗至少应该在孕前 3 个月注射，以保证备孕女性在怀孕时体内的风疹病毒已经完全消失。

流感疫苗

　　如果准备怀孕的前 3 个月刚好是流感疫苗注射期，则可以考虑注射。不过对鸡蛋过敏的备孕女性不宜注射。

妇产科医生划重点： 备孕夫妻在体检前应主动向医生告知自己的健康状况以及疾病史、家族遗传疾病等，以便让医生根据这些情况进行其他必要的检查。

到医院后，只要到导医台咨询即可。有些医院还会设立一些孕前检查专科门诊，专门进行孕前检查。当然有些医院也会把孕前检查设立在内科，而有的医院会把孕前检查设立到妇科或计划生育科等。

对备育男性来说，做孕前检查可以挂泌尿科，甚至在专门的门诊挂男性科、优生优育科都是可以的。

提前半年做孕前检查

夫妻双方最好在孕前 3~6 个月时做孕前检查，以便在发现异常或不适合怀孕等问题时，能够及时进行解决。具体包括体重检查、血压测量、心电图检查、传染病检查、血常规化验、尿常规化验、肝功能检查、男（女）性生殖器检查、染色体检查等，以了解备孕夫妻双方的身体是否具备怀孕的条件。

孕检前这样做，不跑冤枉路

备孕女性在进行孕前检查的当天早晨，要禁止进食、喝水，因为有的孕前检查项目需要空腹进行，否则会影响孕前检查的正常进行。

女性在月经停止后 3~7 天进行孕前检查比较好。

在进行孕前检查的前 3 天内不要有性生活，检查前一天注意休息好，保证精力充沛，注意不要清洗阴道。男性精液检查在同房后 2~7 天内，最好早点检查，如有异常，可及时治疗。

体检前 3~5 天饮食宜清淡，不要吃猪肝、猪血等含铁量高的食物。检查前一天晚上 12 点之后不能进食和饮水。在孕前检查中有妇科 B 超检查，此项检查需要在膀胱充盈的前提下做，因此，需要在 B 超检查之前憋尿。

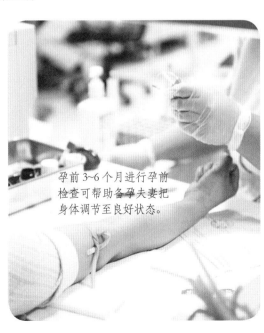

孕前 3~6 个月进行孕前检查可帮助备孕夫妻把身体调节至良好状态。

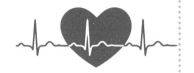

备孕关键词
——孕前夫妻共同检查项目

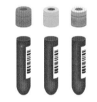

心电图

血常规化验、血型检测

尿常规化验

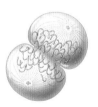

染色体检查

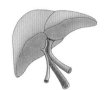

肝功能检查

女性备孕检查与保健

女性在准备怀孕时，首先要去做个孕前检查，避免出生的宝宝有缺陷。孕前检查都要检查哪些项目？检查时应注意什么？了解这些，备孕女性才能在进行孕前检查时做到心中有数。

女性检查项目

孕前检查的意义在于及时发现一些问题，防患于未然。这样不但可以在心理上做好怀孕的准备，还可以积极采取一些措施，对身体进行调整，为顺利受孕、生产提供保障，备孕女性对此要有足够的重视。

检查项目	检查内容	检查目的	检查方法	检查对象	检查时间
生殖系统	* 通过白带常规筛查滴虫、霉菌、支原体感染、衣原体感染、阴道炎症及淋病、梅毒等性传播疾病	* 是否有妇科疾病，如患有性传播疾病，最好先彻底治疗，然后再怀孕，否则会有流产、早产等危险	* 普通的阴道分泌物检查	* 所有的育龄女性	* 孕前任何时间均可
TORCH	* 弓形虫、风疹、巨细胞病毒和单纯疱疹病毒4项	* 是否感染上病毒及弓形虫，一旦感染，特别是妊娠前3个月，会引起流产和胎宝宝畸形	* 静脉抽血	* 所有的育龄女性	* 孕前3个月
口腔检查	* 如果牙齿没有其他问题，只需洁牙就可以了，如果牙齿损坏严重，就必须拔牙了	* 如果孕期牙痛，考虑到用药对胎宝宝的影响，治疗会会很棘手，所以要提前检查	* 牙科检查	* 育龄女性根据需要进行检查	* 孕前6个月
妇科内分泌	* 包括促卵泡激素、黄体生成素等	* 月经不调等一些卵巢疾病的诊断	* 静脉抽血	* 有月经不调、不孕症状的女性	* 孕前

TORCH 筛查知病毒感染

　　TORCH 是指可导致胎宝宝感染的一些病原体的总称，其中 TO 是指弓形虫，R 是指风疹病毒，C 是指巨细胞病毒，H 是指单纯疱疹病毒。这些病毒都会严重危害健康，可导致胎宝宝多器官损害，产生一系列严重后遗症。TORCH 检查只要抽血就可以完成，对人体没有任何损伤。

别忘了做个口腔检查

　　人体是一个完整的系统，一个器官的病变也必将影响到其他器官，在孕期更是如此。孕期的口腔疾病会危害胎宝宝的正常发育，备孕女性最好提前做一次全面的口腔检查。

牙周病

　　孕期牙周病越严重，发生早产和新生儿体重偏低的概率越大。怀孕前应该消除牙齿炎症，去除牙菌斑、牙结石等因素。

龋齿

　　龋齿即蛀牙。怀孕会加重龋齿，但是孕期治疗受限，孕前未填充龋洞可能会发展至深龋或急性牙髓炎，剧痛会令人辗转反侧，夜不能眠。调查显示，母亲有蛀牙，下一

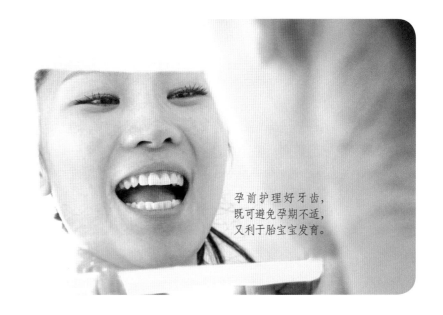

孕前护理好牙齿，既可避免孕期不适，又利于胎宝宝发育。

代患蛀牙的可能性也大大增加。所以，孕前治愈蛀牙，对自己和宝宝的健康都有益。

阻生智齿

　　如果牙菌斑堆积在无法萌出的智齿窝沟里，四周的牙龈就会发炎肿胀，随时会导致冠周炎发作，令你的腮部肿胀，张口困难，无法进食，甚至有可能会得海绵窦静脉炎。

残根、残冠

　　如果怀孕前有残根、残冠而未及时处理，孕期就容易发炎，出现牙龈肿痛，应该及早治疗，或拔牙或补牙，以避免怀孕期间疼痛。

　　备孕女性最好是能洗一次牙，把口腔中的细菌去除掉，确保牙齿的洁净，保护牙龈，避免孕期因为牙菌斑、牙结石过多而导致牙齿问题。

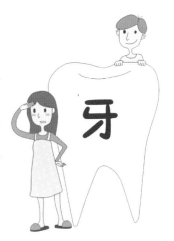

乳房检查不可或缺

　　健康的乳房才可以进行母乳喂养。孕前进行细致的乳房检查，排除可能的疾病，为母乳喂养打下良好的基础。乳头凹陷会影响将来哺乳，通过按摩、提拉等方式可以改善乳头凹陷，这些措施最好在孕前使用，怀孕后不宜长期做，否则会刺激子宫引起宫缩。乳腺有炎症也要在怀孕前解决掉，以免治疗用药影响胎宝宝。特别要注意的是，怀孕前，如果乳房有包块、溢液或其他异常情况要尽早检查，排除乳腺癌。因为怀孕后女性体内激素水平、免疫功能发生改变，肿瘤生长会加快，治疗难度也会增大，影响孕妈妈和胎宝宝的生命安全。即使是乳腺增生、囊肿等情况，为了保险起见，备孕女性最好也要在孕前做一次乳腺筛查，这样既能尽早发现病变，也能及时治疗。

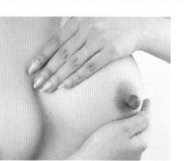

保护好乳房

孕前进行细致的乳房检查，排除可能的疾病，可以为母乳喂养打下良好的基础。乳腺有炎症也要在怀孕前治疗，以免治疗时用药影响胎宝宝发育。

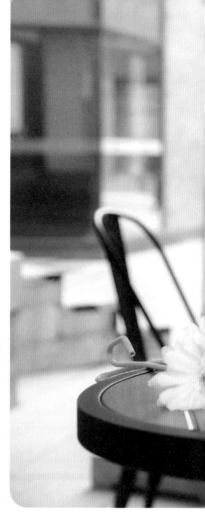

子宫肌瘤酌情处理

　　子宫肌瘤分为黏膜下肌瘤、浆膜下肌瘤、肌壁间肌瘤。一般浆膜下肌瘤对于受孕的影响比较小；黏膜下肌瘤会造成经期延长和月经量增多，容易造成不孕和流产；较大的肌壁间肌瘤会使宫腔变形，子宫内膜受压，影响受精卵的着床和胚胎发育。

　　子宫肌瘤可根据具体情况选择药物治疗或者手术治疗。一般在手术剥离子宫肌瘤后的 1 年内，不能怀孕；如果子宫肌瘤长在子宫腔内，需积极治疗后才能计划怀孕。

患有子宫肌瘤应先治疗，否则将影响受孕。

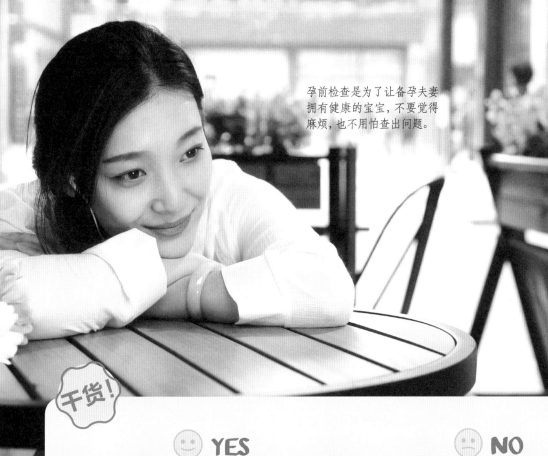

孕前检查是为了让备孕夫妻拥有健康的宝宝，不要觉得麻烦，也不用怕查出问题。

干货！

☺ YES

❖ 口腔护理：孕前检查时要做一个口腔检查，最好在孕前洗一次牙，避免孕期因为牙菌斑、牙结石过多而导致牙齿问题。

❖ 乳房检查：健康的乳房才可以进行母乳喂养。备孕女性应在孕前进行细致的乳房检查，排除可能的疾病，为母乳喂养打下良好的基础。

❖ 白带检查：如果白带异常的女性没有加以治疗，怀孕后病情会加重，在分娩时可能通过产道将病菌传染给宝宝。

☹ NO

❖ 进食、喝水：有的孕前检查需要空腹进行，进食、喝水会影响孕前检查的正常进行。

❖ 经期检查：备孕女性在安排孕前检查时要避开自己的月经期，月经停止后 3~7 天较好，此时子宫内膜已经修复完成，不易感染。

❖ 清洗阴道：水或洗剂会影响阴道内的环境，干扰检查结果。

❖ 过早或过晚：孕前检查有一定的时效性，过早进行，不能确保万无一失；过晚进行，则缺乏适当的孕前调养时间。

备孕女性孕前应调理好的病症

　　有些疾病会遗传给下一代，需要想办法控制或治疗；有些疾病虽未必会遗传，却可能给孕妈妈和胎宝宝带来危险。所以，备孕女性要在孕前做好充分的准备，治愈疾病后再怀孕。

孕前贫血应积极治疗

　　备孕女性一旦发现自己在日常生活中常表现为软弱无力，皮肤、黏膜、指甲、口唇等颜色苍白，平时有头晕或站起来时眩晕、头痛、呼吸困难等症状，体力活动后感觉气促、心悸、头晕、头痛、耳鸣、眼花等，可能是贫血，要及时确诊、调理。建议备孕女性在怀孕前6个月去医院做一下血液检查，如在检查中被明确诊断为贫血，则应在医生的指导下有针对性地积极接受治疗。

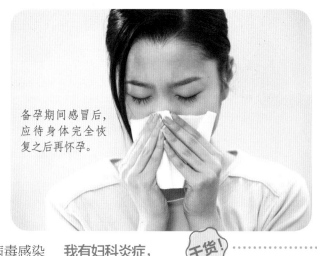

备孕期间感冒后，应待身体完全恢复之后再怀孕。

孕前预防感冒

　　感冒是由多种病毒感染引起的一种呼吸系统疾病。病毒感染对胎宝宝的影响很大，所以在备孕期和孕期尽量不要感冒。

　　预防感冒是关键。定时进行户外活动，以增强对冷空气的适应能力；大量喝水，多吃蔬果；保证充足的睡眠；少去人多拥挤的密闭空间；远离感冒人群；不要揉鼻子，以防破坏鼻黏膜。

　　如果备孕期间感冒了，可以去医院检查，如果没有怀孕最好先暂停怀孕计划，待感冒治愈、身体完全恢复之后再继续怀孕计划；如果确实已经怀孕了，医生会针对早孕期的感冒进行治疗。

　　内裤要单独放置并勤洗勤换。洗澡时采用淋浴，少去公共浴池。每天用温水清洗外阴和阴道口。

我有妇科炎症，必须在孕前治愈吗

干货！

　　妇科炎症不仅会影响受孕，在怀孕后也会使自身和胎宝宝的健康受到很大影响。因此，怀孕之前一定要先积极地进行妇科治疗。

盆腔炎：治愈后再怀孕

　　盆腔炎导致输卵管粘连阻塞时会引起不孕，还可能出现宫外孕，即使孕育，也容易感染宫内的胎宝宝。

宫颈糜烂：治愈后再怀孕

　　发生宫颈糜烂时，宫颈分泌物会明显增多，质地黏稠，并含有大量白细胞，会妨碍精子进入宫腔。

妇产科医生划重点：不要随意用洗液清洗私处，它们会破坏阴道原有的酸碱平衡，降低抵抗力，容易感染妇科疾病。

孕前有痔疮需要治疗吗

痔疮是最常见的影响人类健康的疾病之一，人们常说"十人九痔"。直肠的特殊结构易导致静脉扩张，而女性由于妊娠，机体分泌的激素易使血管壁的平滑肌松弛，增大的子宫压迫腹腔血管，这样会加重怀孕女性原有的痔疮或出现新的痔疮，因此痔疮严重的女性，可以在孕前借助手术根治，对于轻度的内痔，可以采用非手术治疗，并加强生活保健避免痔疮扩大。患痔疮的女性应养成定时排便的习惯，一旦有便意要及时如厕；出现大便干燥时，可在每日清晨喝一杯淡盐水。

顽固便秘要"赶跑"

很多女性以为便秘是小问题，但如果怀孕后仍然便秘（怀孕可使原有便秘加重），害处会很多。

1. 长期便秘，肠道毒素堆积，对发育中的胎宝宝影响严重。

2. 费力排便时腹压明显增加，易引起子宫收缩，严重的可导致流产、早产。

3. 久坐排便，突然体位改变，可使孕妈妈出现体位性低血压，甚至晕厥。

4. 如果合并胎盘低置或盆腔肿物，腹压的增加可能导致阴道出血，盆腔肿物扭转而导致腹痛等。

5. 长期便秘的孕妈妈在分娩时，堆积在肠管中的粪便妨碍胎宝宝下降，引起产程延长甚至难产。

因此，女性要在备孕期就开始加强体育锻炼，多吃新鲜蔬菜和水果，必要时需药物治疗，在孕前就要"赶跑"便秘。

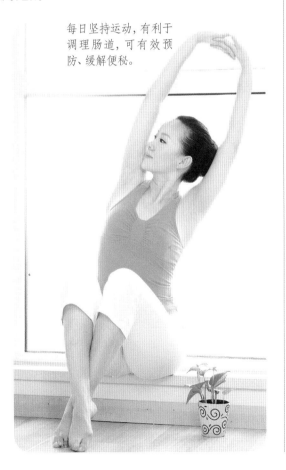

每日坚持运动，有利于调理肠道，可有效预防、缓解便秘。

❀ 备孕关键词
——补血食物

黑米

猪肝

鹌鹑蛋

番茄

黑木耳

花生

男性备育检查与保健

备孕夫妻双方中的任何一方，都对孕育健康的胎宝宝有影响。优质的精子对孕育胎宝宝更是至关重要，所以男性育前检查必不可少。

备育男性检查项目

精液检查

精液检查主要是检查精子的活力、畸形率和精子总数等。精液的质量直接影响受精卵的质量，如果精子质量不好或数量不足，受精卵异常的概率就会变大。在未避孕的情况下，正常性生活 1 年以上未育的，一般都会做这项检查。

前列腺液检查

前列腺液正常为乳白色、偏碱性，有炎症时白细胞数量增加，需及时治疗，否则会影响精子的正常功能，间接地导致男性不育。

男性泌尿生殖系统检查

检查是否患有隐睾、睾丸外伤和睾丸疼痛肿胀、鞘膜积液、斜疝、尿道流脓等情况，如男性患有泌尿生殖系统的疾病，会对下一代的健康影响极大。

全身检查

血压、血脂、肝功能等也需要检查，以了解基础健康状况。梅毒、艾滋病等传染病检查也是很有必要的。

家族病史询问

医生会详细询问体检者和家人以往的健康状况，特别要重点询问精神病、遗传病等，必要时要检查染色体、血型等。

心理性的性功能障碍需要备育男性自己缓解压力，配偶一方也要多加理解和支持，不要施加压力。

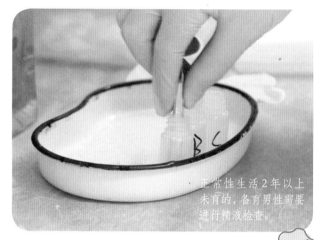

正常性生活 2 年以上未育的，备育男性需要进行精液检查。

壮阳食品能改善男性性功能障碍吗 干货！

性功能正常者没有必要采取任何壮阳措施，性功能障碍者，应在医生指导下服药或采取食疗法。

切忌随意服用各种性保健品

这些保健品大部分都含有助阳药，经常服用容易导致机体遭受损害，还可能会引起睾丸萎缩、前列腺肥大、垂体分泌失调等严重后果。

性功能障碍需及时治疗

早泄、持久力不足等，只要精子能顺利通过阴道，就可以生育。但是阳痿、勃起障碍、逆行性射精及不射精等，会影响生育，需及时进行治疗。

妇产科医生划重点：器质性的性功能障碍要及时就医，以免发展成为混合性性功能障碍，增加治疗难度。

精液检查，看这几项就够了

精液检查有以下几项指标：

1. 精液颜色。正常精液为灰色或乳白色。淡黄色多见于患有排精时间间隔长者。棕红色多见于患有精囊炎症、精囊肿瘤、前列腺炎症者。

2. 精液气味。有特殊腥味，如果伴有难闻的气味则表明可能有细菌等感染。

3. 液化。正常精液刚射出时呈稠厚的胶冻状，过段时间后液化，化为稀薄的液体。精液 30 分钟后仍未液化者，多见于前列腺和精囊疾病患者。

4. 精液量。正常为 2~6 毫升，如果精子数 ≥ 3900 万 / 毫升，精子活力 ≥ 40%，4% 以上的精子形态正常，则认为是有正常生育能力。

5. 酸碱度。正常精液 pH 值范围为 7.2~8.0。

6. 白细胞。白细胞增多表明生殖道或副性腺存在感染，比如前列腺炎。

7. 精子形态。如果精子的畸形率超过 20%，生育能力可能会受到影响。

8. 存活率。精子死亡率超过 50%，精子活动力低于 60%，都会引起不孕。

精子质量不好不要紧张

精子的数量、质量和活力是优生优育的关键。有些备育男性在得知自己精子质量不好时，立马就会觉得怀孕无望。其实许多因素都可能影响到精子，应该通过检查确定影响精子质量的原因，如果是前列腺炎等疾病引起的就要对症治疗，如果本身不存在其他疾病，可听从医生的指导服用提升精子质量的药物。

备育男性只要按照医生的要求按时服用药物，同时注意戒烟戒酒、饮食规律、锻炼身体，一般都可以提升精子质量。另外，备孕夫妻不要过于紧张，以免影响到正常的内分泌系统，使治疗期延长。

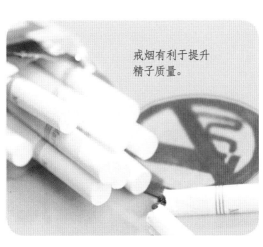

戒烟有利于提升精子质量。

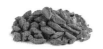

🍀 备孕关键词
——提高精子质量的食物

枸杞子

香蕉

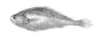

黄花鱼

黄豆

桑葚

海参

前列腺炎防治

前列腺炎有尿频、尿急、尿痛、尿不尽和尿滴白等症状。前列腺炎会引起男性的性功能障碍，还会影响精子的正常功能，间接地导致男性不育。如果患了急性前列腺炎，应卧床休息三四天，大量饮水；忌饮酒和食用刺激性食物；可用热水坐浴或对会阴部热敷，并保持大便通畅；患病期禁止性生活。

男性要注意检查包皮是否过长，过长者要及早做包皮环切手术，防止细菌藏匿并经尿道逆行进入前列腺。同时，也要及时清除身体其他部位的慢性感染病灶，防止细菌从血液进入前列腺。在日常生活中，要养成及时排尿的习惯，因为憋尿可使尿液反流进入前列腺，不久坐、不长时间骑自行车，以免前列腺血流不畅，要养成良好的生活习惯，不吸烟，少饮酒。

久未育，男性宜先做育前检查
如果夫妻性生活正常，但迟迟未见妻子怀孕，那么男性最好先做育前检查。

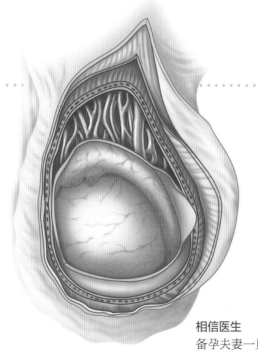

相信医生
备孕夫妻一旦选定了医生，就要对医生表示信任。

男性应预防精索静脉曲张

精索静脉曲张会导致精子数量减少、精子活动能力下降和畸形精子比例升高，从而降低男性的生育能力，导致男性不育。

阴囊可摸到或看到如蚯蚓般的肿胀血管，这是精索静脉曲张的典型表现，还可能伴有一侧阴囊或睾丸坠胀感或坠痛，阴囊肿大。为避免出现精索静脉曲张，应注意避免长久站立；注意休息，生活要有规律，保持心情舒畅；禁烟酒，忌刺激性食物，多饮水，多吃新鲜蔬菜、水果；注意会阴部的清洁卫生，防止细菌逆行感染。

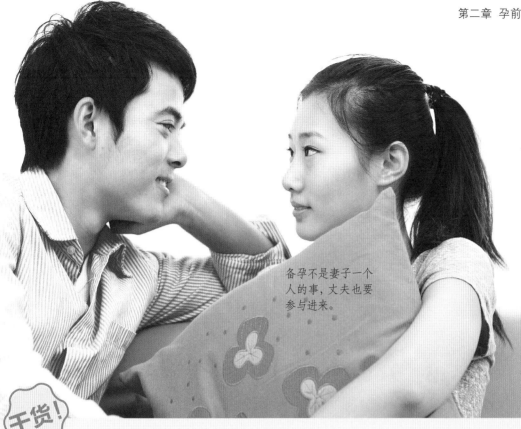

备孕不是妻子一个人的事，丈夫也要参与进来。

 YES

❖ 戒烟戒酒：检查前 3 天不要吸烟、喝酒，不要吃油腻、糖分高的食物。

❖ 适当禁欲：育前检查前 3~5 天禁欲，禁欲时间太短或太长都有可能影响精子的质量。

❖ 洗澡：保证身体的清洁度。

❖ 空腹：抽血需要空腹，所以检查前一天晚饭后不要再吃东西，保证抽血前空腹 8 小时以上。

☹ **NO**

❖ 只让妻子做检查：优质的受精卵源于优质的卵子和精子，无论是卵子出现问题还是精子出现问题，都可能孕育出有缺陷的胎宝宝，所以男性育前检查必不可少。

❖ 忽视弱精：在发现弱精症后要听取医生的建议，通过积极的治疗来提升精子的活力。

❖ 发现问题就放弃：其实无论备孕夫妻哪一方出现问题，都应该积极乐观地去面对，给予对方鼓励和支持，相信夫妻同心，坚持治疗就会有希望。

做好遗传咨询，远离遗传病

遗传咨询是由医生解答咨询者提出的关于遗传方面的问题，并对其生育给予科学的指导。通过咨询，可以了解如何阻断遗传病的延续，减少遗传病患儿的出生，保证后代身体健康。

需要做好孕前遗传咨询

- 夫妻双方或者家族成员中有遗传病史者。
- 夫妻双方或者家族成员中有先天智力低下者。
- 35 岁以上的高龄女性。
- 有非妇科性反复流产或习惯性流产史的女性，要检查是否存在遗传因素。
- 闭经不孕的女性。
- 性器官发育异常者。
- 有先天缺陷儿或遗传病儿生育史及确诊为染色体畸变的患者。
- 夫妻双方家庭成员中有连续发生不明原因疾病的情况。
- 有致畸物质，如放射性物质，铅、磷、汞等有毒物质，以及化学制剂接触史的夫妻。
- 染色体平衡易位携带者。
- 遗传病基因携带者。
- 近亲结婚。
- 血型不合的夫妻。

为规避遗传疾病，对胎宝宝的性别加以选择是特殊情况下的无奈之举，为了能够孕育出健康的孩子，备孕夫妻务必听从医生的建议。

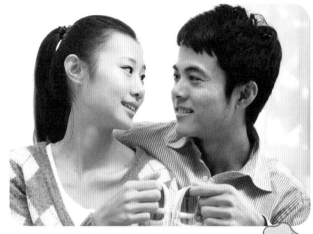

丈夫有血友病，我们能要孩子吗 干货！

血友病是伴性遗传病，可以生育，但是需要在怀孕的时候进行性别选择。

X 连锁显性遗传病

患者的显性致病基因在 X 染色体上。女性患者的后代，不论儿子还是女儿，均有 50% 的发病率。而男性患者的后代，女儿百分之百患病，儿子正常，因而可生育男孩。

X 连锁隐性遗传病

隐性致病基因位于 X 染色体上。男性患者与正常女性结婚，儿子全部正常，女儿均为携带者。女性携带者与正常男性结婚，儿子有 50% 的发病率，女儿全部正常，因而可生育女孩。

妇产科医生划重点：遗传咨询的对象应当包括夫妻双方，通过染色体检查就能预测出胎儿发生畸形的危险程度。

遗传概率较高的几种疾病

疾病名称	遗传性	预防
过敏	＊ 如果父母中有一方是过敏性体质，孩子将来是过敏性体质的概率可达到 30%~50%，而过敏性哮喘的遗传率甚至高达 80%	＊ 对鸡蛋过敏的孩子，可以在孩子 4~6 个月添加辅食时微量添加蛋黄，可以提高孩子对过敏原的耐受性。如果是严重过敏体质，则应尽量减少孩子接触过敏原的机会
肥胖	＊ 肥胖者的体重遗传因素可占 40%~70%	＊ 科学合理饮食，同时增加体育锻炼
近视	＊ 高度近视具有较高遗传可能性。父母在儿童期就有近视的，孩子出现近视的概率要比父母不近视的孩子高 6 倍	＊ 从孩子 1 岁起，每年坚持带孩子进行视力检查，并提醒、监督孩子保护眼睛
心脑血管疾病	＊ 如果父母双方中有一个患有高脂血症、高血压、心脏病等心脑血管疾病，孩子患病的概率大约是 50%。如果父母双方都患有心脑血管疾病，那么孩子长大后有 75% 的概率会患同样疾病	＊ 养成良好的饮食生活习惯；坚持锻炼身体；最好戒烟；35 岁后要经常检测血压和胆固醇含量

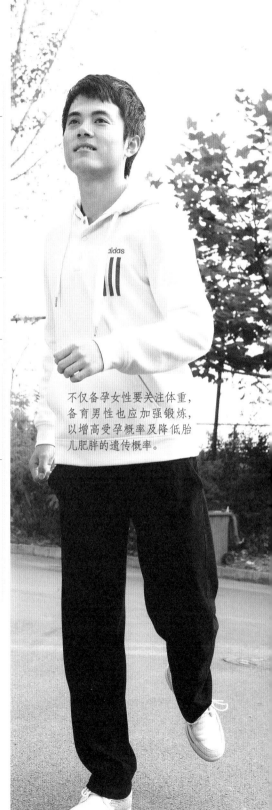

不仅备孕女性要关注体重，备育男性也应加强锻炼，以增高受孕概率及降低胎儿肥胖的遗传概率。

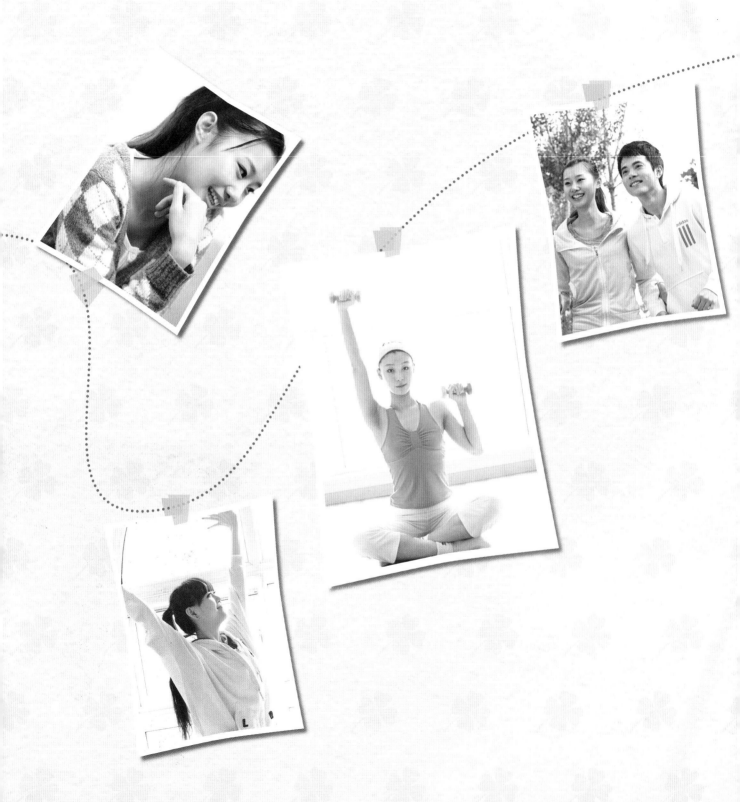

第三章

先调养身体再备孕

以极好的身体状态迎接宝宝，是做父母的职责。细节决定结果，远离烟酒，换下紧身牛仔裤，保持理想体重……所有的细节都是为了迎接那个美丽的天使。

调理月经，走好备孕第一步

女性的子宫内膜发生周期性的改变，即增厚、血管增生、腺体生长分泌以及子宫内膜崩溃脱落，这一过程表现出来就是月经，所经历的时间即月经周期。月经周期以月经来潮第1天为始，到下次月经来为止，21~36天不等，平均约为28天。

月经不调会影响受孕

月经不调可能是性腺轴或子宫出了问题。受孕是一个复杂而又精细的过程，有正常的精子和卵子，精子和卵子能够相遇，卵子能够受精发育，受精卵能在适当的时候种植到子宫内膜中，最终才能受孕成功并发育成胎宝宝。这一过程完全依赖于性腺轴的功能正常，所以当性腺轴异常引起月经不调时，受孕就会受到影响。

另外，备孕女性月经不调会使排卵期提前或延后，这样就会使精子和卵子的结合出现盲目性，也会给成功受孕带来阻碍。因此如果备孕女性月经不调应尽早治疗。

月经周期过长或过短不影响受孕

如果月经规律的话，那么月经周期的长短对怀孕没有影响，因为对预测排卵期没有太大的影响。大多数女性的月经周期在一生中会发生变化，随着年龄的增长，月经周期会变长或缩短。只要能够确定每月排卵的日子，月经周期的长短就不会给怀孕造成任何不良影响。

月经周期平均约28天。如果把月经来潮的日子算作第1天，一般会在下次月经来潮前两周左右排卵。不是所有人的月经周期都刚刚好是28天，但如果周期毫无规律可循，或是每年正常的月经次数少于6次，就有问题了。

我的月经周期比较短，是不是月经不调

干货！

月经周期有长有短，只要周期规律，无论是长还是短，都不算月经不调。但是如果有以下症状，就要及时就诊检查了。

周期不准

经期提前：指月经周期短于21天，且连续出现2个周期以上；或黄体期短于10天，或排卵后体温上升不足0.5℃。

经期延迟：是指月经周期多于35天，并连续出现2个周期以上。

血量异常

月经量多：月经周期基本正常，月经量明显增多。

月经量少：月经周期基本正常，经量明显减少，甚至点滴即净；或经期缩短不足2天，经量亦少者。

经期延长：月经周期正常，经期延长，经期超过7天，甚至2周才能结束。

闭经

因为生活、生理原因导致月经停止6个月以上，或原有月经周期停止3个周期以上者。

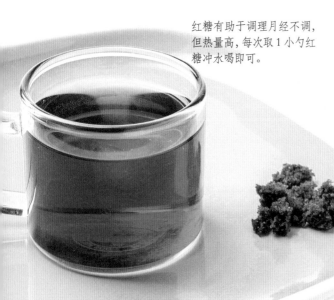

红糖有助于调理月经不调，但热量高，每次取1小勺红糖冲水喝即可。

月经不调需先排查，以便对症治疗

月经不调只是一种外在表现，它可能是全身或内外生殖器官器质性病变的表现，也可能是因神经—内分泌调节机制失常引起的，而生殖器官本身并没有病变。因此，出现月经失调，应首先排查全身或内外生殖器的器质性病变，对症治疗。

可以通过血液检查、B超检查、宫腔镜检查、子宫内膜病理检查来进行诊断，治疗措施则可以根据情况采用手术、宫腔镜下子宫内膜息肉摘除或药物治疗等。如果经检查没有全身和生殖器官的器质性病变，那么月经失调多数是由于神经—内分泌调节机制失常而引起的。

月经不调要尽早调理

月经不调是指月经周期或出血量异常，月经前、经期时的腹痛等也算是月经不调。月经正常与否是女性内分泌系统和生殖系统功能是否正常的表现。月经过多或过少都有可能引起不孕。

子宫肌瘤、白血病、血小板减少性紫癜等疾病，也有可能引起月经过多，从而影响怀孕。月经过少可能提示卵巢先天性发育不良或后天性功能过度抑制，最终导致卵巢排卵功能障碍和子宫内膜增生不足，从而影响生育。渐渐加重的痛经是可能患有子宫内膜异位症的表现，也会导致不孕。

所以，月经不调在孕前就应该调理好。除了到医院请医生诊断和治疗外，生活细节也不可以忽略。应该避免熬夜、过度劳累，作息要规律；避免经期冒雨涉水，使小腹受寒；多吃含有铁和滋补性的食物；调整自己的心态，减轻压力，保持情绪平和。正常的生活方式有助于改善月经不调等症状。

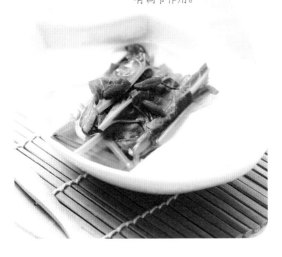

菠菜山药汤清淡、补血，对月经不调有调节作用。

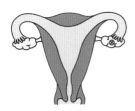
❀ 备孕关键词
——月经周期

卵泡期

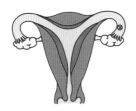

排卵期

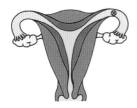

黄体期

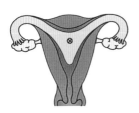

月经期

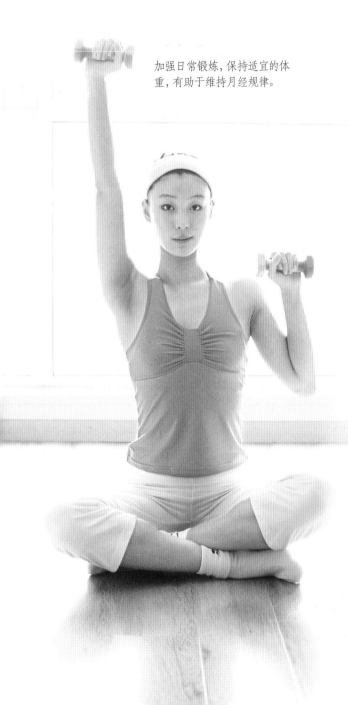

加强日常锻炼，保持适宜的体重，有助于维持月经规律。

调好月经，从改变生活习惯开始

许多女性发生月经不调后，只是从子宫发育不全、急慢性盆腔炎、子宫肌瘤等妇科疾病去考虑，而忽视了在子宫之外去找原因。殊不知，许多不良的生活习惯也可能导致月经不调。

缓解压力，避免情绪异常

长期的精神压抑、生闷气或遭受重大精神刺激和心理创伤，都可导致月经不调或痛经、闭经。这是因为月经是卵巢分泌的激素刺激子宫内膜后形成的，卵巢分泌激素又受垂体和下丘脑释放激素的调节，所以无论是卵巢、垂体，还是下丘脑的功能发生异常，都会影响到月经。

预防措施

缓解精神压力，可从事一些全身运动，如游泳、跑步等，每周进行一两次，每次30分钟。

注意保暖，减少寒冷刺激

女性经期受寒冷刺激，会使盆腔内的血管过分收缩，可引起月经过少或闭经。

预防措施

经期要防寒避湿，避免淋雨、涉水、游泳、喝冷饮等，尤其要防止下半身受凉，注意保暖。

健康瘦身，合理节食

过度节食，由于机体能量摄入不足，影响了雌激素的合成和分泌，从而影响月经来潮。

预防措施

学会健康减肥法，不可盲目节食。

远离烟酒

烟酒中的成分会干扰与月经有关的生理过程，引起月经不调。在吸烟和过量饮酒的女性中，有25%~32%的人因月经不调而到医院诊治。

预防措施

改变不良生活习惯，戒烟戒酒。

谨慎服药遵医嘱

滥用或大量使用抗生素，对女性而言可致月经失调、不排卵、闭经，这可能是药物抑制和伤害了人自身的抵抗力，导致了机体功能障碍。

预防措施

不要随便给抗生素"升级"。一旦经常使用高级的抗生素，再用低级的就可能不起作用了，因为病菌容易对其产生耐受力。

规律作息

有的女性喜欢熬夜，经常半夜两三点才睡觉，或者经常出差，这些不良的起居生活都会导致"月经"延后甚至闭经。

预防措施

备孕女性尤其需要注意保持日常生活规律，调整好自己的作息时间，尽量做到晚上十点半前入睡，避免劳累过度。

 YES

❖ 注意保暖：经期着凉的话会降低机体的抵抗力，引起疾病。同时寒冷刺激会使子宫和盆腔内的血管收缩，从而导致月经不调。

❖ 保持卫生：每日清洗外阴，并注意从前往后洗，一般不必使用肥皂或洗液，洗时不宜坐入盆中，以免污水流入阴道。经期选用干净柔软的卫生巾。

❖ 保持乐观：备孕女性在经期保持心情舒畅、情绪乐观，会有利于经期生活，如果情绪波动比较大，就会刺激中枢神经系统，造成月经不调。

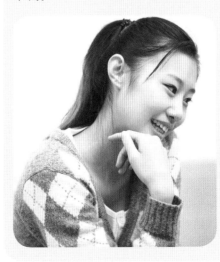

NO

❖ 性生活：在经期过性生活不但容易将细菌带入阴道引起生殖器和盆腔感染，还会因刺激使局部充血，引起经期紊乱，经血过多。

❖ 穿紧身裤：经期穿臀围小的紧身裤，会使局部毛细血管受压，影响血液循环，增加会阴摩擦，很容易造成会阴充血水肿。

❖ 做X射线检查：月经前正处在排卵阶段，此时做X射线检查可使卵子受到损伤而引起胚胎发育不良、畸形及基因突变等。

❖ 经期按摩捶腰：有些女性在月经期会出现腰酸腹痛的情况，若此时大力按摩或捶打腰部，会导致盆腔充血更加严重，反而会使腰酸背疼现象加剧。备孕女性应注意避免腰部受凉、拉伸腰部，以免导致腰肌劳损，加重酸痛情况。

❖ 用活血化瘀药：很多活血化瘀的中成药同时具有抗凝、抗栓效果，使用后会扩张血管、加速血液流动，造成经血流失过度。

养好卵巢好备孕

卵巢是卵子的"生产基地"，是女性的"生命之源和青春动力"。卵巢健康与否，不仅关系到女性的容貌、气质，更关系到未来宝宝的身体和智力。

女性不孕或早期流产与卵巢功能有关

女性不孕的原因中"卵巢功能不全"就占了 30%~40%，无排卵就无法怀孕。由于早期怀孕过程必须依赖黄体酮的维持，而黄体酮的主要来源是卵巢的黄体，因此，如果怀孕的第 7~9 周孕妈妈体内没有足够的黄体酮，就很容易引起早期胚胎流产。

卵巢健康度自测

为了对自身卵巢的功能有个基本的评估，我们来做一份卵巢功能测试吧。

1. 是否依然保持坚挺的胸部、纤细的腰肢以及饱满的臀部？ 2. 嗓音是否逐渐粗哑，女性温柔特质是否不如以前？ 3. 乳房是否开始下垂，出现产后松弛及哺乳后萎缩？ 4. 肤色是否开始晦暗无光泽，肤质粗糙、干燥、缺乏弹性，出现皱纹、色斑？ 5. 是否开始骤然发胖，脂肪主要堆积于腰、腹、臀？ 6. 是否常常有难以自控的焦虑、抑郁，健忘多梦，易失眠？ 7. 是否有白带过多过稀，或有异味，色泽异常，阴道分泌物不足？ 8. 是否"性"情发生变化，阴道分泌物少，较难享受性高潮？ 9. 是否患上妇科疾病？ 10. 是否出现经前综合征、痛经、经期过长或过短、经量过少或过多？

如果没有或只有 1 种所说的情况，说明你的卵巢功能还不错，注意继续保持；如果有 2~3 种，说明你的卵巢功能或许已经出现素

塑身内衣过紧易导致卵巢发育受限，卵巢受伤。备孕女性不要为了一时好看而忽视了身体的健康。

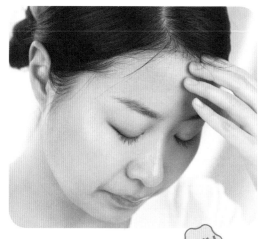

高龄备孕女性如何保养卵巢　干货！

女性发生卵巢早衰的原因是多方面的，既有先天因素，也有后天保养因素，根据这些原因调整生活习惯，避免卵巢早衰。

1. 第 1 次来月经的年龄越小，日后绝经的时间越早。

2. 腮腺炎和一些自身免疫疾病，也会产生免疫抗体，破坏卵巢组织和功能。

3. 母乳喂养时间越长，绝经期跟着延期。

4. 母亲与女儿、姐妹的绝经年龄大体相近。

5. 卵巢囊肿手术可能破坏卵巢组织，导致绝经年龄提前。

6. 压力太大、受过重大精神打击会使女性出现卵巢早衰。

妇产科医生划重点：有特殊需要的女性，应该在医生的指导下，根据自己的身体状况适当地补充雌性激素。

乱，应适度进行保养；如果有更多异常，说明你的卵巢功能衰退了，应该去医院做进一步的检查。

养护卵巢要从日常生活做起

一些女性养成了很多的不良生活习惯，这也是导致女性卵巢早衰的重要原因之一。如果养成了良好的、健康的生活习惯，会比有着不良生活习惯的女性要更年轻漂亮，衰老的脚步也会变慢。

饮食调养很重要

不饮冷饮，不吃生冷食物，按时进食，多摄入富含维生素的水果和蔬菜，多吃豆制品等富含植物性雌激素的食物，这些都有助于卵巢的健康和保养，也可以延缓女性衰老。

保证适量运动，保持充足睡眠

早睡早起不熬夜，保持充足的睡眠，保证适量运动，经常进行像散步这样的运动，不要久坐。

吸烟有害卵巢

不碰烟酒，尤其吸烟对卵巢伤害特别大，甚至会导致更年期提前。

心情要愉悦，学会自我调节

女性气郁容易导致气血不通，卵巢的健康也会受影响。因此，女性要经常保持心情愉快，学会自我调节情绪。通过练习瑜伽，达到心理和生理上的调养，从而有助于女性卵巢的保养。

和谐的性生活

和谐的性生活能推迟卵巢功能退化。

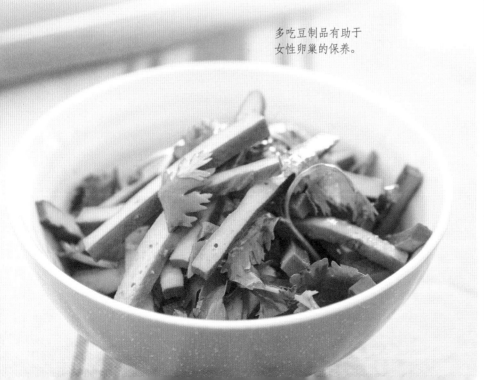

多吃豆制品有助于女性卵巢的保养。

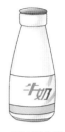

💚**备孕关键词**
——预防卵巢早衰的生活习惯

坚持喝牛奶

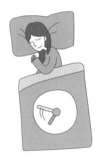

良好的睡眠

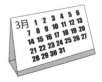

关注月经

强健体魄，为优生做准备

适宜的运动不仅可以强健备孕夫妻的身体，还能帮助男性提高精子的质量，帮助女性调节体内激素平衡。备孕夫妻可在孕前 3 个月就制订好健身计划，并互相监督，彼此鼓励坚持。

孕前做运动的 5 大理由

1. 备孕夫妻锻炼好了身体，让身体保持在最佳状态，才能提供优良的精子和卵子，孕育出最棒的宝宝。

2. 运动可增加人的性欲以及对性的敏感度，使夫妻能从性生活中得到更多的乐趣，有益于孕育。

3. 适当的运动能促进备孕女性全身及腰背部、盆底肌肉协调均匀地发展，维持子宫的正常位置，有益于受孕和分娩。

4. 运动可以增强备孕女性的心脏功能，提高血液输送氧气和养分的能力，对于孕育及分娩都有好处，如避免孕期胎宝宝在宫内缺氧、避免分娩时出现意外。

5. 适当的运动可以加强备孕女性骨盆肌肉的力量，有助于以后的分娩。

孕前做运动的注意事项

运动前做好充分的准备

选择合身的运动服，包括支撑性的乳罩和舒适的运动鞋。在剧烈运动开始之前，应该先做 5 分钟的准备活动，如伸展运动。

运动中注意运动的强度

孕前运动以运动后不会过于劳累为主。运动过程中如感觉到有任何不适如心跳加快、眩晕、麻木、刺痛、气短等，应马上停止，休息 5 分钟后换比较轻松的运动方式。

一旦确认怀孕，就不要继续进行剧烈运动了。孕早期的不当运动极易导致流产。

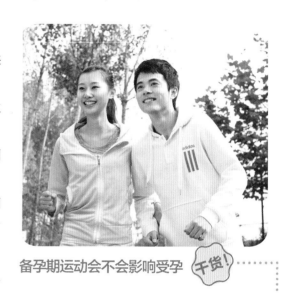

备孕期运动会不会影响受孕 干货！

大家都知道运动对身体有好处，但是有的人说运动会影响精子和卵子的结合。那么备孕期间的运动强度该如何把握？

很多备孕女性担心像跳绳、跑步这些强度大的运动会影响受精卵着床。其实适当的运动是不会影响受精卵着床的，反而可以提高卵子的活力，增强体质，为以后顺利怀孕分娩提供保障。

不过，运动的强度需要备孕女性自己把握，适可而止。

妇产科医生划重点：运动后不要马上洗澡，否则血液会进一步集中到四肢，使大脑、心脏供血不足，导致不适。

运动结束后进行有效的放松运动

运动结束后不应立即休息，而是应先进行有效的放松运动。避免血压骤降，出现脑部暂时缺血，引发心慌气短、头晕眼花、面色苍白甚至休克昏倒等症状。

整个运动过程中都要注意补水

备孕女性最好每隔 15~25 分钟注意补充一次水分，不要等有口渴的感觉后再充分补水。

给忙碌的备孕夫妻的运动建议

备孕夫妻经常因为忙碌的工作和生活而将制订好的健身计划搁置。不用遗憾，因为运动不只是在健身房或有大量的空闲时间才可以做。其实，随时随地都是运动的好场所、好时机。

家里就是不错的运动场所：早晨醒来后，不要急于起床，可以在床上伸伸懒腰，做些床上运动，比如可以高举双腿做"骑车"运动，或是弯腰抱膝在床上做翻滚运动等。

如果工作单位不是很远，可以步行或骑自行车去上班，即使乘车，也可以提前一站下车，步行一站。如果楼层不是很高，最好不乘电梯，可爬楼梯。

回家后不要急于吃饭，先干些家务，或找爱人、邻居、朋友打打羽毛球，放松身心。

晚饭后进行适当的户外散步，这对健康很有好处。

总之，孕前运动，重要的是把自己喜欢的体育运动项目适量地、定期地加入到你们的日常生活中去，以更轻松的心态去进行孕前锻炼或其他孕前生活保健，为孕育做好准备。

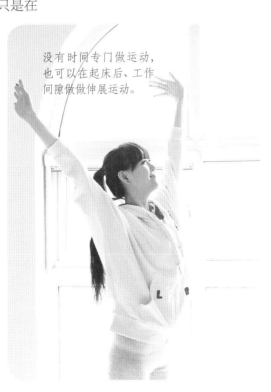

没有时间专门做运动，也可以在起床后、工作间隙做做伸展运动。

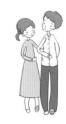

✿**备孕关键词
——助孕运动**

散步

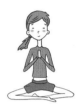

瑜伽

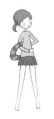

游泳

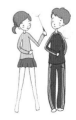

羽毛球

标准体重测量方法及评价标准

目前胖瘦判定标准主要依据 BMI（Body Mass Index），即身体质量指数。BMI 值是与体内脂肪总量密切相关的指标，该指标主要涉及体重和身高两个因素。

$$BMI= 体重（千克）\div 身高（米）^2$$

如果 BMI 小于 18.5，说明备孕女性偏瘦，需要补充营养；

如果 BMI 在 18.5~24.9，说明备孕女性的体重在正常范围内，只需要注意均衡饮食即可；

如果 BMI 在 25~29.9，说明备孕女性有些超重，需要将体重调整到标准范围内；

如果 BMI 大于 30，说明备孕女性体重过胖，要尽量减肥。

比如，备孕女性的体重为 50 千克，身高 1.6 米，可以计算出该女性的 BMI 值为 19.5。BMI 值大于 18.5，可以判断为正常。

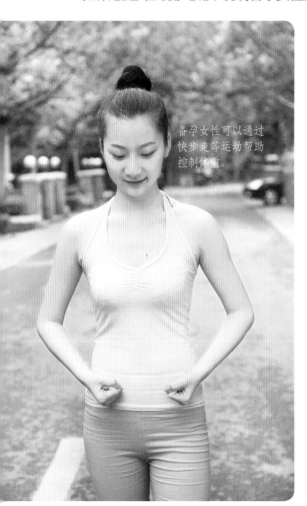

备孕女性可以通过快步走等运动帮助控制体重。

过瘦对怀孕的危害

不易怀孕：如果女性体重过低，可能会影响受孕的成功率。此外，过于骨感的女性容易营养不良，子宫内膜就像一片贫瘠的土壤，受精卵很难着床。

妊娠期并发症的发生率增高：过瘦的孕妈妈发生流产、早产，胎儿发育不良的概率也高于正常孕妈妈，还容易发生贫血、缺钙等营养不良的问题。

分娩困难：孕妈妈体内的营养要保证胎儿的正常生长，如果太过纤瘦，体内的营养素缺乏，在分娩时就容易因为体力不支使产程延长。

过胖对怀孕的危害

增加妊娠并发症概率：如果体重超标，会使患妊娠高血压疾病和妊娠糖尿病等妊娠并发症发生的概率增高。

造成分娩困难：如果体重超重，会导致产道弹性降低，很容易发生产程延迟、手术助产等问题，增加分娩的风险以及产后恢复的难度。

节食减肥导致受孕困难：如果采用节食的方式减肥，会导致女性体内的脂肪过度减少，甚至造成排卵停止，导致不孕。

健康地调整体重

女性对自己的体重总是十分在意,听说过胖或过瘦都不利于孕育的时候,很多备孕女性会请医生帮忙制订合理的体重调整计划,无论是增重还是减重,都要循序渐进,每月增或减 1~2 千克即可。而且体重改变太大会打乱身体原有的代谢活动,最好提前 3~6 个月开始调整,等身体重新建立起良好的循环后再怀孕。

过胖的备孕女性如何减重

饮食:早吃好,午吃吧,晚吃少。不吃高热量食品。吃饭时细嚼慢咽,延长进食时间。

运动:运动锻炼以中等或低等运动强度为宜,如晚上原地跑步半小时或外出散散步,周末进行户外活动,爬山、游泳、打球等。

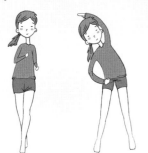

过瘦的备孕女性如何增重

加强营养:三餐不可少,营养要均衡。吃些富含维生素的水果可增强食欲。多喝排骨汤、鱼骨汤或鸡汤,以增加热量及营养素的摄取。

运动:选用慢跑、打乒乓球、游泳、俯卧撑等小型运动体育项目。

休息:不要熬夜或加班,也不要焦虑不安,做到按时休息。

控制体重任重而道远

对于体重的控制,终点绝不是成功受孕的那一刻。有些备孕女性在备孕期积极调整体重,但是在得知怀孕后,就不断地补充营养,导致体重增加过快,整个孕期身体不适和分娩后身材难以恢复。

整个孕期,孕妈妈的体重增长是有规律的。合理的体重增长应该在 12 千克左右。孕育胎儿的过程中,孕妈妈的体重也会一天天增长,同时需要大量的营养物质供给,因此孕期饮食很重要,通过均衡合理的营养摄入,使胎宝宝和孕妈妈达到健康的标准。孕期要控制体重还有一个重要的原因,那就是避免妊娠期并发症,使孕妈妈健康顺利地度过整个孕期。

选择适合的运动方式

备孕夫妻经常通过体育锻炼保持身体健康，为下一代提供较好的遗传素质。提前制订一个可行的锻炼方案，生一个健康聪明的宝宝才有保障。

制订一个孕前健身计划

正在备孕的夫妻可以在计划怀孕时制订健身计划，加强运动，让身体在最佳健康状态下孕育。

现在开始制订一套健身计划，备孕夫妻将会拥有一个最适合孕育胎宝宝的健康体质。根据美国运动医学会研究，一套健康的运动程序包括 3 个方面，分别是有氧运动、肌肉训练、柔韧性训练。

1. 一周 3~5 天，每天 20~60 分钟的有氧运动，如步行或骑车。

2. 一周 2~3 天的肌肉加强训练，如力量训练，可去健身房由健身教练指导训练。

3. 一周 2~3 天的柔韧性练习，如日常的伸展、瑜伽运动等。

这些运动对孕妈妈来说同样适合，受孕成功后推荐继续进行。

如果备孕女性平时不爱运动，那么应该循序渐进地增加运动量，先从一些轻松的活动开始，如每天散步 10~20 分钟，或者在日常生活起居中增加一些运动量，如用爬楼梯代替乘电梯，或乘坐公交车上下班时，提前一两站下车，然后步行。

备孕女性适合这样运动

由于两性存在着生理上的差异，因此在选择锻炼方法时，应选择适当的健身方式。女性身体的特点是柔韧性和灵活性较强，耐力和力量较差，因此应选择有利于提高女性身体机能的运动项目，使其全身及腰背部和盆底肌协调发展，保持女性健美的体形，维持子宫的正常位置。快走、慢跑、健美操、游泳、瑜伽，包括户外旅游，都是很好的选择。这些锻炼是对女性身体内部器官的按摩，有助于提高免疫力，

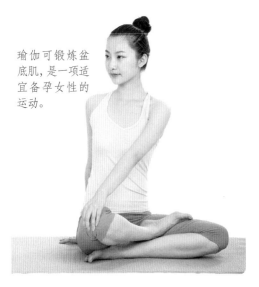

瑜伽可锻炼盆底肌，是一项适宜备孕女性的运动。

保持良好的身体状态，不但能缓解将来孕期的不适，也能有效助力自然分娩。

备育男性适合这样运动

想要宝宝的男士们要适量、合理地运动，需要注意以下几点：

1. 注意运动时间和事前准备。每天的运动时间控制在 30~45 分钟，不要太长，以不感到疲劳为准。运动时要穿上宽松的衣服，以利于散热。

2. 最好选择那些对身体能够产生一定的锻炼效果，又不会过度劳

累的运动。可以在天气好的日子里外出郊游，或者进行慢跑、游泳等舒缓的运动。适量运动的标准是运动结束后四肢不酸、人不觉得累。

3.运动贵在坚持。很多人没有达到运动效果的原因就在于不能长期坚持。定期参加一些自己喜欢的运动，如游泳、散步等，不仅能享受运动带来的乐趣，而且能够缓解压力，对下一代的健康起到很好的促进作用。所以备育男性要坚持运动，并在坚持的过程中培养兴趣，发挥潜能。

4.一些不合适的运动要避免，如剧烈跑步、远途骑车、踢足球等。

备孕夫妻运动应以有氧运动为主

有氧运动是指人体在氧气充分供应的情况下进行的体育锻炼。也就是说，在运动过程中，人体吸入的氧气与需求相等，达到生理上的平衡状态。

有氧运动的特点是强度低、有节奏、不中断和持续时间长，所以比较适合备孕女性。需要注意的是，有氧运动只有持续 30 分钟以上才会有效，且要注意在运动前热身，做一些伸展运动，不要太急着进入强度大的运动中，以免发生抽筋等事故。运动结束后也不要急着休息，还需要做一些伸展运动，使身体逐渐放松。

常见的有氧运动项目有：步行、快走、慢跑、滑冰、游泳、骑自行车、打太极拳、跳健身操、跳绳、做韵律操等。

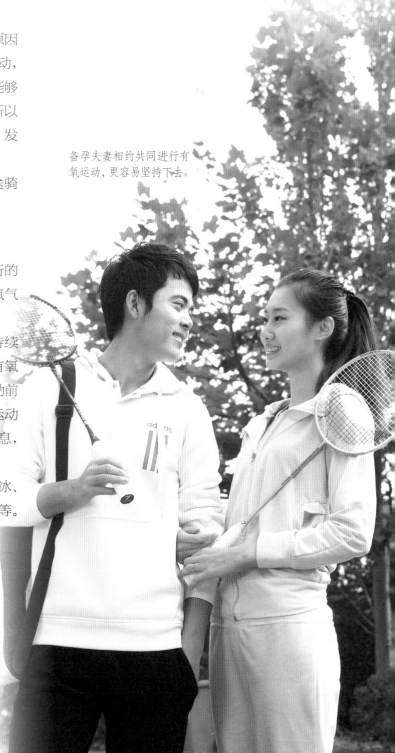

备孕夫妻相约共同进行有氧运动，更容易坚持下去。

瑜伽燃脂，健康瘦身

在健康瘦身方面，瑜伽扮演着重要角色。瑜伽的技法作用于身体内部脏器、神经系统、内分泌腺体、大脑，以及其他与"身体—心灵"这个联合相关的因素。很多瑜伽技法都可以在减轻体重的同时使身体与心灵恢复到健康状态。

运动瘦身对身心有益

备孕女性会逐渐发现，运动瘦身已经是一件能使你感到愉悦的事情了，不仅没有痛苦，反而能够调节自己的心情。备孕女性愉快地练习，愉快地饮食，愉快地睡眠，心态良好，制订的减肥瘦身计划也愉快地完成了，为备孕期的身心健康打下了坚实的基础。

英雄坐	束角式	下犬式
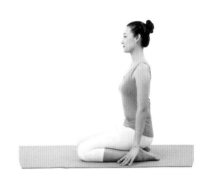	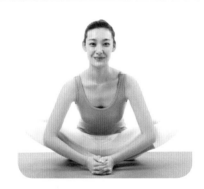	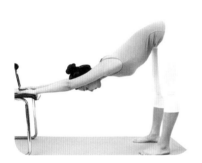

常做此动作可以消除腿部疼痛，增强腿部整体的柔韧性。

动作要领：

1 站在瑜伽垫子上，活动双腿。

2 在双脚中间准备好一块或两块瑜伽砖，两膝并拢，向后坐在瑜伽砖上。

3 小腿胫骨和脚踝向下推向地面，背部向上直立，双手放于身体两侧，帮助身体向上轻松坐起。

此动作可以保护肾脏，强化卵巢功能，有调经的作用。

动作要领：

1 坐姿，屈两膝，脚心相对，十指交叉握住脚趾，拉双脚，使脚跟尽量贴向会阴。

2 沉双肘，带动肩背部和头部向下，尽量向下压，保持姿势。

3 慢慢抬头，直到腰背垂直于地面，眼睛平视前方，恢复坐姿。

这个姿势可以充分伸展后背和腿部的肌肉。

动作要领：

1 双手扶椅座，双脚分开与肩同宽。

2 慢慢向后移动双脚，直到感觉两肩和侧腰的伸展后停下双脚。

3 双手用力向下按压椅座，目光向下看，拉长背部，打开腋窝，双腿尽量伸直。

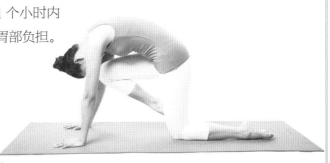

不要在饭后或饭前立即进行瑜伽训练

瑜伽的动作需要身体弯曲扭转，因此饭前饭后 1 个小时内不要做瑜伽，做瑜伽之前进食量最好减少，以免增加胃部负担。

妇产科专家划重点

■ 生理期请暂停瑜伽训练，或对体式进行选择

■ 量力而为，不要苛求动作标准

■ 怀孕后可以选择孕妇瑜伽，继续进行瑜伽训练

■ 可以针对自己的身体状况安排个性化的瑜伽动作表

猫式	鱼式	侧角伸展式

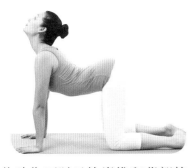

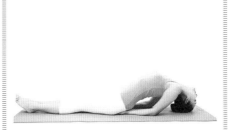

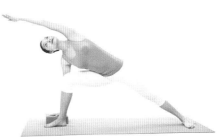

此动作可以柔软脊椎和背部的肌肉。

动作要领：

1 双腿张开，屈膝跪地，两臂伸直，臀部不要撅起，目视前方。

2 腰部垂直向上，拉起肩胛骨与后腰，胸廓收拢，头低下。

3 背部下压，臀部施力撅起，腹部下沉，肩胛骨下压，头部仰起。

此体式可以柔化脊椎，扩张胸部，缓解腰骶椎及背部疼痛。

动作要领：

1 平躺，并拢双腿。下巴靠近锁骨，头部离开地面，看脚趾。

2 双手置于臀下，两肘撑地，背部离地，抬下巴让头顶靠地，上半身呈反弓形。两肩向两侧打开，肩胛骨夹紧。

此动作能拉伸双臂、肩部和腰背部的肌肉，增强柔韧性和平衡感。

动作要领：

1 两臂侧平举，双脚分开一腿长，右脚向外旋转 90°。

2 身体右倾，右手放于右脚外的瑜伽砖上，右膝弯曲，左臂上举。

3 左臂向耳朵方向伸展，使左臂、身体与左腿在一条直线上。

流产后，再要个宝宝也不难

流产后只要子宫恢复得好，宫腔内没有残留，没有感染，一般不会影响以后的生育。只有反复多次的人工流产，不孕的风险才可能会加大。

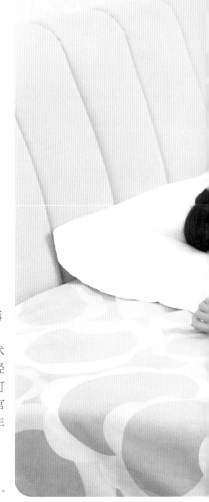

流产后要精心呵护子宫

流产会使女性子宫颈和子宫内膜不可避免地受到损伤，宫颈的伤口导致子宫自身抵抗力下降。宫颈本身就是易感染位置，因此，在流产后要对子宫进行全面的保护。一般需要休息半个月或 1 个月。流产后由于子宫有新的创伤和出血，易发生逆行，导致感染。因此在这段时间应禁止盆浴，禁止性生活，给子宫一个复原的时间，也让身体有一个复原的机会。

自然流产后多久才能再怀孕
如果没有做清宫手术的话，等待 2 个月经周期或 3 个月以上即可再怀孕；如果做了清宫手术，则需要休养半年以上再怀孕。

流产后注意乳腺经络通畅

妊娠期孕妈妈乳房胀大，流产后发育的乳腺停止生长，腺泡变小以至消失，乳腺复原。通常流产后女性的乳腺复原并不完全，容易诱发乳腺小叶增生，造成乳腺肿块及乳房疼痛。如果在第一时间疏通经络，就可使停滞下来的气血运行起来。流产后适当按摩乳房，可以避免出现乳腺肿块及乳房疼痛。另外，流产后，应保持乳房清洁卫生，每天应擦洗乳头和乳房，以免患乳腺炎。

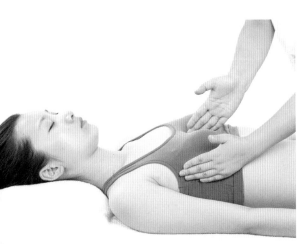

人工流产后多久才能再怀孕
人工流产、早产的女性至少 3 个月后才可以恢复，而有些器官的完全恢复时间还要更长一些，因此最好 1 年后再怀孕。

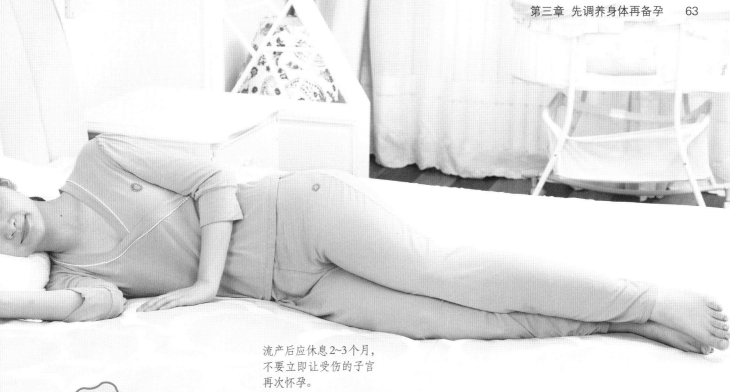

流产后应休息2~3个月，不要立即让受伤的子宫再次怀孕。

 YES

❖ 注意卫生：每天清洗外阴部一两次，尽可能用温水；勤洗内裤、勤换卫生巾。

❖ 适当保暖：流产后，身体抵抗力下降，所以不要过早地减衣服。

❖ 注意饮食：流产后，应多吃富含蛋白质、维生素和铁质的食物。忌食油腻生冷的食物，忌刺激性食品。

❖ 保持愉快：半数以上的自然流产是染色体异常所致的病态胚胎，这可以被认为是一种有利于优生的自然淘汰，不必为此忧虑。

 NO

❖ 房事：流产后不能进行性生活，待第1次月经干净后应复查身体的恢复情况，最好是等身体恢复良好后再同房。

❖ 过度劳累：流产后备孕女性最好能够休息21~30天，确保身体康复。当然也无须整天卧床，整天卧床不利于恶露排出。

❖ 盆浴：流产后，由于子宫有新的创伤及阴道流血易发生逆行感染，因此应注意局部卫生，洗澡应以淋浴为宜，不要盆浴，以免污水进入阴道，引起感染。

不容忽视的"小月子"

孕妈妈流产后至少要调养 1 个月，即我们平时所说的"坐小月子"。坐好"小月子"是孕妈妈流产后身体恢复的关键，也能为下一次怀孕做好充分的身体准备。

孕妈妈在流产后要保证足够的睡眠，尤其在术后的两三天内，应该卧床休息，并且在术后的 15 天内尽量避免从事过重的体力劳动，避免剧烈运动。

在饮食上要多吃维生素、蛋白质含量较高的食物。此外，一些生活习惯也应注意。例如，不要喝冷饮，不要穿得太单薄，尽量不要盆浴等。

虽然流产对孕妈妈的身体和心理都会有一定的伤害，但只要做好术后保养和调理工作，保持心情放松，避免紧张、焦虑情绪的影响，下次顺利怀孕也不难。

自然流产后一定要查明原因再备孕

发生自然流产时，为了避免下一次犯同样的错误，一定要查出导致流产的原因。主要从下面这些方面去找：从遗传因素考虑，主要是男方的精子、双方的染色体、女方的卵子及内分泌激素等。还要查 ABO 溶血、妇科疾病、母体的自身免疫状态有没有问题。再者还要看看有没有病毒感染，比如 TORCH 病毒感染等。需要多方面找原因，把可能的因素排除后，再考虑备孕。

对自然流产后，子宫内膜剥落得比较干净，不需要做清宫手术的女性来说，不会造成子宫损伤，子宫会很快复原，一般等待 2 个以上月经周期即可再怀孕。但是，如果进行了损伤性的清宫手术，则需要休养半年以上再怀孕。当然，具体再孕时间还是要听从医生的建议。

胚胎停育后，再备孕需做检查

胚胎停育后，首先要做的是清宫，然后好好调养身体，建议半年以后再考虑怀孕。要强调的是，虽然一次胚胎停育不会妨碍再次"造人"计划，但为了能孕育健康的宝宝，建议胚胎停育后做一系列的检查来确定身体的情况。胚胎停育后的检查项目有：血常规、尿常规、便常规、肝功能（乙肝五项）、胸部透视、妇科内分泌全套、白带常规、染色体检测、全身体格检查等。具体的检查项目需要临床医生根据患者的个人情况来给出，以找出胚胎停育的原因，避免再次发生。

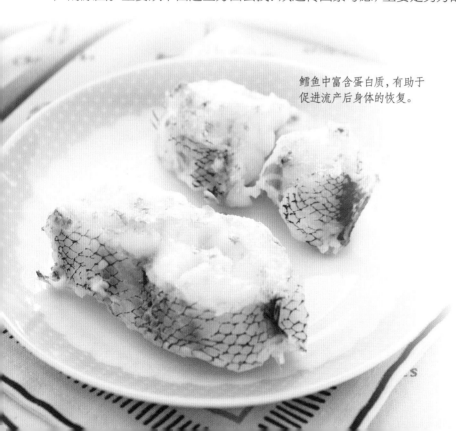

鳕鱼中富含蛋白质，有助于促进流产后身体的恢复。

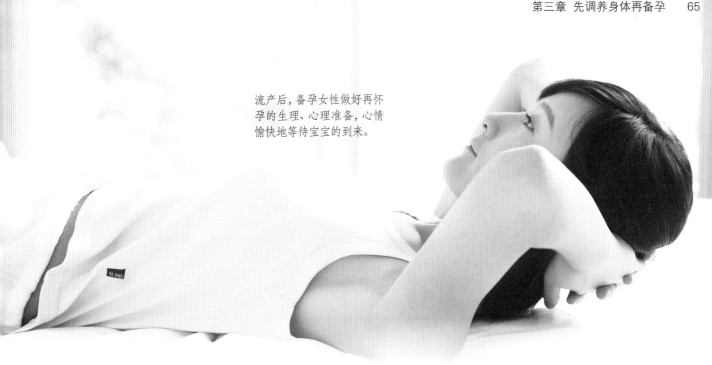

流产后，备孕女性做好再怀孕的生理、心理准备，心情愉快地等待宝宝的到来。

面对习惯性流产要坚强

当孕妈妈连续流产 2 次，就要开始注意是否为习惯性流产了。流产后，如果想再要宝宝，就要立即行动起来，去医院查明原因，对症治疗。此外，最好不要等到怀孕后才开始保胎。在流产后的日常生活中，充足的休息、合理的饮食、稳定的情绪、良好的卫生、适当的体育锻炼都是必须要培养的习惯，坚信自己一定能怀得上，生得下。

流产跟子宫记忆功能没关系

很多人认为子宫有记忆功能，网络上也有这种说法，但是这种说法是没有任何科学依据的。怀的胚胎好不好，是受精子质量、卵子质量、子宫内环境、外环境等因素的影响，但不会是因为子宫有没有记忆功能。这种说法其实是个备孕误区，子宫其实是没有记忆功能的。如果在确认已经排除影响受孕的危险因素后，就应该放心大胆地去准备怀孕，而不是去想子宫有没有记忆功能。

心情愉快有利于再孕

不少女性对流产缺乏科学的认识，流产后情绪消沉，有些女性还为以后可能会再次发生流产而忧心忡忡。这个顾虑是不必要的，因为绝大多数的自然流产都是偶然的，并且自然流产的胎宝宝 70% 左右都是异常的病态胚胎，主要是染色体异常所致，很难发育为成熟胎宝宝。自然流产可以被认为是一种有利于优生的自然淘汰，不必为此忧虑。愉快的情绪会加快流产后身体的康复，有益于再孕。

有过宫外孕史这样备孕

正常情况下，受精卵会由输卵管迁移到子宫，然后"安家落户"，慢慢发育成胎儿。如果受精卵在迁移过程中出现意外，没有到达子宫，而是在别的地方停留下来，这就成了宫外孕，医学术语又叫异位妊娠。90%以上的宫外孕发生在输卵管。这样的受精卵不但不能发育成正常胎儿，还可能引发危险。

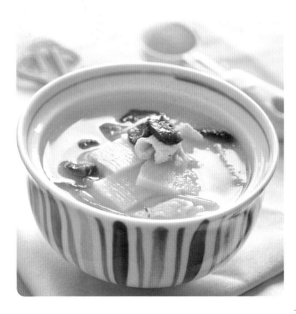

宫外孕术后注意这些，保护好自己的身体

在宫外孕腹腔镜手术后2周内，应适当休息，避免做重体力劳动，多吃些富有营养的食物，以便身体尽快恢复正常；1个月内禁止性生活，以防生殖器官感染。如果发热、腹痛或阴道分泌物有异常气味，要及时就诊。

保持生活的规律性。即使手术做得很成功，但手术后的生活若没有规律，也会加重术后出血或留下后遗症。手术后可在医院休息一天，再回家。随后的几天还要去医院接受观察和治疗，并保证充分的休息。服装应保持宽松，不要穿过于紧身的。在术后休养期间，不要喝酒，未经医生许可也不要洗澡，因为洗澡可能引发感染。

为了保证女性的健康，不要在手术后马上妊娠，因为手术过程中子宫受到损伤，术后马上妊娠是很危险的，为此必须采取安全的避孕措施。

宫外孕术后怀孕并不难

要结合自身的情况而定，处理得当可以再次怀孕。

宫外孕术后半年之内要避孕，让身体逐渐恢复，同时要经过检查，确定是否具备正常怀孕的条件。建议做输卵管造影等相关检查，确诊输卵管是否畅通，排除盆腔炎、腹膜炎等病症。

患过宫外孕的女性，其输卵管常常不是完全畅通的，虽然再次正常怀孕的概率很高，但是仍有10%的女性会再次发生宫外孕，所以要特别留意，最好在怀孕50天后做一次B超检查，根据孕囊及胎儿心脏搏动所处的位置，可以判断是宫内妊娠还是宫外孕，以便在早期消除隐患。

注意调养，增强抵抗力

宫外孕治愈后一般不影响卵巢功能。发生过宫外孕的女性与无宫外孕的女性备孕时生活及饮食上的要求是一样的。

生活调养	注意个人卫生，特别是在经期要注意防止生殖系统感染，以免发生炎症而引起宫外孕。用洁阴用品冲洗阴道的女性容易增加盆腔感染的可能性，并增加宫外孕的危险。每天要换内裤，保证清洁与干燥
	劳逸结合，勿做重体力劳动，尽量减少腹压
	尽量少去公共场所，注意保暖，预防感冒
	适量运动，增强抵抗力
饮食调养	保证膳食平衡，满足身体正常的消耗需求
	注意进食优质蛋白质、高膳食纤维、易消化的食物，可多吃些鸡肉、猪瘦肉、蛋类、奶类和豆类等
	多吃新鲜的蔬果，保证身体对维生素的需求
	避免食用干姜、胡椒、辣椒等辛温燥热的食物，以免伤阴耗液而影响身体健康

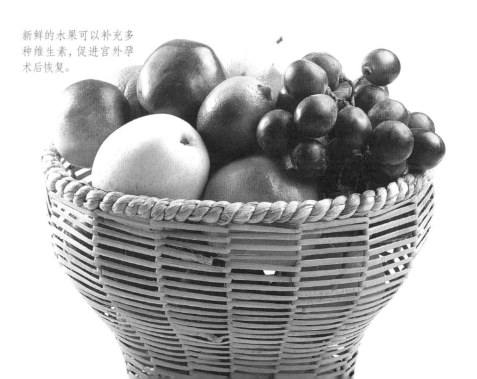

新鲜的水果可以补充多种维生素，促进宫外孕术后恢复。

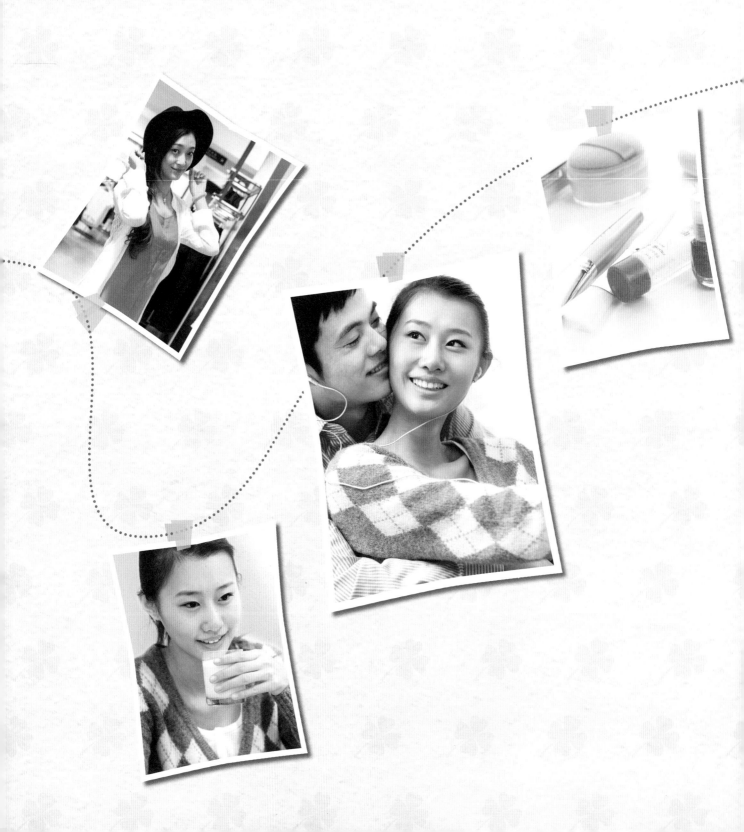

第四章

关注生活习惯，
"好孕"自然来

随着人们生活水平的提高，大多数人保证饮食的营养均衡不再是什么问题。可是生活中成年人的生育能力却往往出现这样那样的状况，有的人很难怀孕，有的人精子质量不高，有的人易流产……这些都与现代人的生活习惯、生活方式密切相关，正是不良的生活方式动了你的"好孕气"。

备育男性做什么

有一个误区，认为只有女性备孕就行了，男性就不用备育了，殊不知，男性的精子质量不好，也是不孕的原因之一。那么男性应该如何备育，怎样才能为孕育一个优质的胎宝宝提供高质量的精子？

手机别放裤兜了

研究发现，经常携带和使用手机（每天超过 4 小时）的男性精子数量会减少 30%。有些男性喜欢把手机塞在裤子口袋里，这对精子威胁更大。男性的生殖细胞对电磁辐射非常敏感。现如今手机是使用频率非常高的通信工具，其辐射很难避免，将手机放在离睾丸比较近的裤兜里，无疑是"雪上加霜"。

因此，备育男性要养成良好的使用手机的习惯，比如尽量让手机远离腰腹部，不要将手机挂在腰上或放在衣服口袋里；在办公室、家中或车上时，把手机放在一边；外出时可以把手机放在皮包内，使用耳机来接听。同时建议每天使用手机的时间不超过 4 小时。

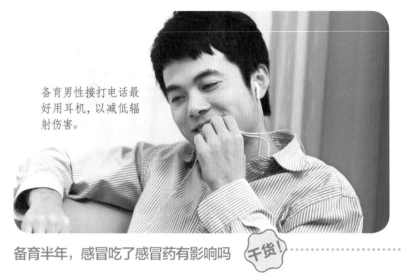

备育男性接打电话最好用耳机，以减低辐射伤害。

有些备育男性为了提高自己的生育能力，会服用许多保健类的药物，这些药物往往会含有助阳成分，反而影响精子质量。

备育半年，感冒吃了感冒药有影响吗   干货！

很多备孕夫妻会问，备孕期不能滥用药物，那感冒了怎么办？

虽然备孕期间需要谨慎服用感冒药，但不意味着感冒就不能吃药，不过千万不要"凭经验"自行购买感冒药和搭配服用药物。当备育男性出现感冒症状，甚至越来越严重的时候，最好去医院诊治，对医生说明自己处于备育期，医生会根据实际情况来选择合适的药物和剂量，而不是对自己的病情置之不理。

如果已经服药，则需要注意药物在体内停留和发生作用的时间，如果可能对胎儿产生不良影响的话，建议先推迟备孕，将感冒治愈后重新备孕。

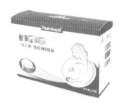

妇产科医生划重点：药补不如食补。在平时的生活中，合理膳食、均衡营养，就可以达到很好的滋补身体的效果。

趴着睡不太好

很多人习惯了趴着睡，并没有意识到这样有什么不好。然而趴着睡易使男性阴囊温度升高，且这些热量不容易及时散发出去，对精子产生不良影响，甚至会影响生育。趴着睡还会压迫心脏，影响男性身体的血液循环，包括生殖器官的血液循环。而男性生殖器官长期血液供给不足，有可能导致男性勃起功能障碍。改变一个长期养成的习惯不是件易事，但是为了宝宝，为了自身的健康，一切努力都是值得的。

少穿紧身牛仔裤

有些男性喜欢穿紧身牛仔裤，甚至连内裤也偏好紧身的款式，殊不知其害处多多。紧身牛仔裤会压迫男性生殖器官，长期压迫会造成阴茎弯曲；且牛仔裤不透气，散热不好，会造成阴囊温度升高，从而影响精子的生成，雄性激素的分泌也会减少。此外，紧身牛仔裤还会使阴囊处于密闭状态，空气不流通，这就容易滋生细菌，引发炎症。这些都是容易导致不育的因素。所以备育男性应尽量少穿紧身牛仔裤，常穿宽松的衣服，给精子一个宽松、卫生的环境，为孕育健康的宝宝做准备。

暂时告别骑车运动

研究表明，每周骑自行车的时间累计超过 5 小时的男性，相比其他男性的精子数量和精子活性都有所下降。数据显示，每周骑车超过 5 小时的"骑车男"群体中，31％的男性精子数量偏低。另外，40％的"骑车男"精子活性不足，这一数值甚至高于不运动的男性。

阴囊受伤或阴囊部位升温是骑车运动导致精子健康度下降的原因。备育男性应暂时避免强度过大的骑车运动，这样才能优生优育。

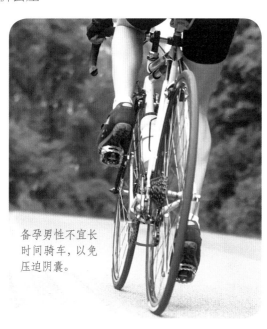

备孕男性不宜长时间骑车，以免压迫阴囊。

🍀 备孕关键词
——提高男性性功能的运动

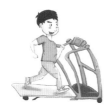

跑步（增强体力）

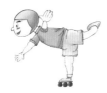

滑冰（提高肺活量）

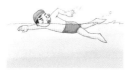

游泳（锻炼腹部肌肉）

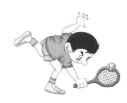

网球（改善内分泌）

远离高温环境

男性的性器官阴囊内包裹着睾丸，睾丸是产生精子的地方。阴囊对温度的变化非常敏感，所以适宜的温度对精子的产生有很大影响。医学研究表明，阴囊内温度比身体内温度低 2℃ 左右，是产生精子非常适宜的温度。若阴囊内温度过高，精子的产生就会

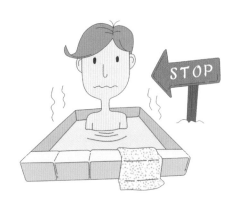

出现障碍。若备育男性使阴囊长时间处于高温环境中，会出现精子数量减少、成活率低，甚至精子发育不完全等情况。

因此，备育男性应在备孕前 3 个月远离高温环境，以确保精子的健康。常见的造成高温环境的行为有以下几种：洗桑拿浴，穿过紧的衣裤，长时间使用电热毯，长时间开车，将笔记本电脑放在腿上使用等。

了解容易受孕的性生活姿势

一般说来，易受孕的性生活体位是男上女下、女性平躺仰卧位。这样的体位便于位于上方的男性使阴茎更深更近地触到女方子宫宫颈，射精直接射在宫颈周围，相当于无形中帮助精子更快更容易地经过子宫颈而进入宫腔，去寻找等候在输卵管内的卵子。女性平躺仰卧的姿势方便精液在宫颈口周围停留，为精子进入子宫创造了有利条件。为了达到更好的效果，女方可以伸直、抬高双腿，还可以用枕头将臀部垫高，性生活结束后多躺一会儿。

不过，即使了解了容易受孕的性生活姿势，备孕夫妻也不用刻意维持这一种体位。总之，越是轻松愉快的性生活，越容易受孕。

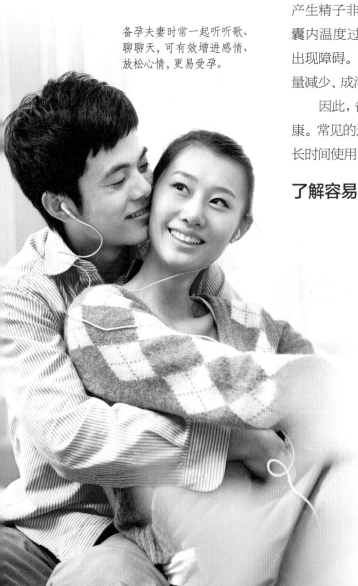

备孕夫妻时常一起听听歌、聊聊天，可有效增进感情、放松心情，更易受孕。

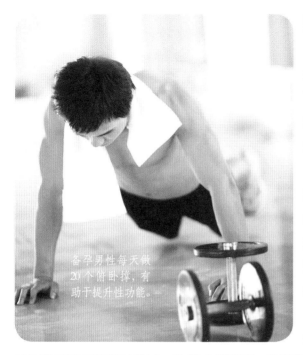

备孕男性每天做20个俯卧撑，有助于提升性功能。

运动提高性功能

和谐的性生活有助受孕成功。备育男性除了通过食补来提高性功能外，还可以通过一些运动来达到目的。

可以提高男性性功能的运动项目主要以锻炼腰腹部、提升臂力为主，全身锻炼为辅，主要有跑步、游泳、俯卧撑及仰卧起坐等。

仰卧起坐、俯卧撑、提肛这3项运动，可以让男性下体周围肌肉张力、收缩功能增强，并增强局部血液循环，促进男性下体血液充盈，从而增强男性的性功能。这3项很普通的运动，一般人都可以做到。备育男性每天至少做20个仰卧起坐和俯卧撑，而提肛运动随时随地都可做，运动时的感觉就像小便时突然停顿似的。

双人运动助性燃情

备孕夫妻可以一起做双人瑜伽，也可以做双人韵律操，一起运动能让夫妻彼此的身体更合适、更默契。用一个非常经典的词来形容这种恋人间的行为——"非性交性快感"。

当然，备孕期间的运动不是为了成为运动健将，而是为了更好地享受性生活。如果运动量过大，过度消耗了体能和脂质，性激素分泌则会减少，反而抑制了"性趣"。所以，运动要适量，并因人而异。每周有氧运动2~4次，每次持续时间30~45分钟，心率100~124次/分，这样既能使体重日趋标准，又能提升性反应能力。两人一起做运动，效果更明显。

通过禁欲提高受孕概率是无稽之谈

有些备孕夫妻想当然地认为，平时禁欲，养精蓄锐，等到排卵日前后多次同房就能受孕。其实这种观点是错误的。

有研究发现，在持续禁欲后，精液量的确会增加，但精子质量会逐步变坏。长期中止性生活会让精子失去运动力和受精能力，最后在输精管内解体，衰老精子的比例也会不断扩大。因此，长期禁欲后，前几次射出的精液中所含的老化精子必然较多，此时受孕容易造成胎宝宝智力低下、畸形，或导致流产。所以靠长时间禁欲来增加受孕概率，是不可取的。

当然，也不必过于担心，禁欲对精子造成的影响是暂时的。精子成长只需要3个月，如果能改变一些生活习惯，备育男性可以通过每天坚持运动、更改日常不良的"杀精"生活习惯，同时平衡膳食，补充富含蛋白质、维生素、钙、锌等营养的食物，就能提高精子质量和数量。

备孕女性做什么

　　不打无准备之仗，想要生一个健康聪明的宝宝，备孕女性要提前做好充足的准备，既要调整饮食，加强营养，同时还要注意生活中的其他细节。

不宜使用美白化妆品

　　想要有个健康聪明的宝宝，需要夫妻双方共同努力，这需要从日常生活细节慢慢做起，如备孕女性应避免在备孕期间使用美白化妆品。

　　美白效果越好的化妆品含铅的可能性越高。备孕女性如果体内含铅量过多，必然增加宝宝患病的可能性，如多动症、智力低下、贫血等。如果男性体内含铅过量，对受精卵的质量也是有害而无利的。所以，备孕女性在备孕期最好少用甚至不用这些含铅化妆品。如果想去除体内多余的铅，最简单的办法就是补钙，因为钙有促进人体内多余的铅排出的功能。

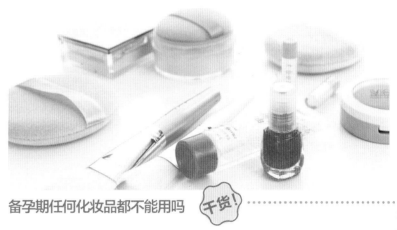

　　想要美白，不一定非用化妆品不可。可以在睡前仔细清洁面部，使用化妆棉蘸纯净水敷面。早上喝一杯蜂蜜水或淡盐水。出门打伞遮阳，适度运动，多吃水果，少熬夜。

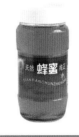

备孕期任何化妆品都不能用吗　干货！

　　虽然化妆品的危害性还没有定论，但始终是科学讨论的一个焦点，因此备孕女性最好在备孕期就开始减少使用。如果一定要化妆，那么请记住以下几点。

　　1. 选择透气性好、油性小、安全性强、含铅少、不含激素且品质优良的产品，否则不利于排汗，会影响代谢功能。

　　2. 高科技生化产品、祛痘祛斑的特殊保养品、含激素及磨砂类产品，不要使用。建议使用婴儿用的安全皮肤护理品。

　　3. 最好不要画眼线、眉毛，不绣红唇，不拔眉毛(改用修眉刀)。另外，尽量不要涂抹口红，如有使用，喝水及进餐前应先抹去。

　　4. 每次妆容的清洗一定要彻底，防止色素沉积。

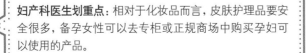

妇产科医生划重点：相对于化妆品而言，皮肤护理品要安全很多，备孕女性可以去专柜或正规商场中购买孕妇可以使用的产品。

孕前 6 个月停止染发烫发

染发剂和烫发剂的成分之一是对苯二胺，这种物质对人体健康有害。不管美发店如何强调他们使用的是何种天然染发剂，都请不要相信。染发剂的有害成分不止一种，除了会直接刺激头皮引起瘙痒、皮炎外，还会通过皮肤、毛囊进入人体，进入血液，停留在人体中，对卵子和将来的胎宝宝造成不良影响。另外，染发剂中的有毒化学物质进入人体后，需要通过肝和肾进行代谢，长期反复地吸入必然会对肝肾功能造成损害。所以，不仅是备孕女性不要烫发、染发，普通女性也少做为宜。

香水要收起

香水中的成分比较复杂，大多数为化学成分，可能会导致过敏，容易对胚胎产生不良影响。因此，不建议女性在备孕期和孕期使用香水，尤其是劣质香水。

另外，有些香水中含有麝香，久闻麝香不易怀孕，而怀孕的人闻麝香甚至会导致流产。麝香有兴奋子宫的作用，能引起流产，孕妈妈应禁用。需要提醒的是，夏天常用的花露水就含有麝香的成分，备孕女性不要使用。

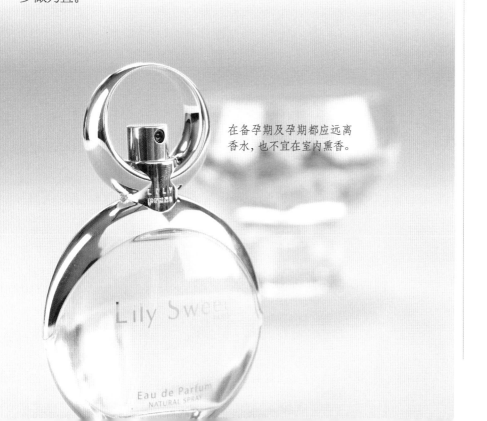

在备孕期及孕期都应远离香水，也不宜在室内熏香。

🍀 **备孕关键词**
——**远离化妆品**

美白霜：
很多具有美白作用的化妆品中含有铅，会透过皮肤进入体内。

口红：
口红中有一种羊毛脂成分，会吸附空气中对人体有害的重金属微量元素。

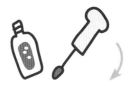

指甲油：
指甲油中有一种物质叫作"酞酸酯"，会增加流产或胎儿畸形的可能。

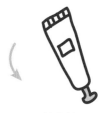

染发剂：
染发剂中的某些化学物质可能导致生殖细胞变异，备孕夫妻使用时应谨慎。

做好孕前乳房保健，保障宝宝的口粮

乳房是女性呈现形体美很重要的一个因素，更是将来哺育宝宝的天然绿色"粮仓"，为了自己，为了宝宝，孕前乳房保健不可忽视。

1.学会自测乳房健康，养成定期检查的习惯，尤其是备孕期间，备孕女性要到医院做一次全面的乳房检查。如果有肿块，则需要明确其性质，看是否有必要治疗。

2.可以适当对乳房进行按摩，以促进血液循环，为将来哺育宝宝做好准备。

3.在日常生活中精心呵护乳房的工作也必不可少。清洁乳房，不要用碱性过高的洁净用品，如香皂等，用

清水轻轻洗净即可，必要时还可以涂上专用的乳头保护乳液，以防止乳头皲裂。不要穿过紧的内衣，更不要束胸，内衣质地宜选择纯棉的，这些都有利于保持乳腺管的通畅，减少乳房疾病的发生。

4.合理的膳食也是乳房保健的重要方法。饮食宜低脂高纤，可多吃豆类、蛋类、牛奶等富含蛋白质的食物，少吃盐腌、烟熏、火烤、烤煳焦化的食物；不要暴饮暴食、挑食、偏食；可以常吃的美乳食物有黄豆、肉皮、猪蹄、牛蹄筋、海带等。

孕前乳房自检方法

乳房自我检查的时间

检查时间应在月经来潮后的第9~11天。对于初学乳房自我检查的备孕女性，可在1个月内的几个不同的时间进行检查，之后再改为每月1次例行检查。

自检步骤

先摸乳房，再摸腋下，用中指和食指的指腹顺着一个方向全面检查乳房。仔细观察每一侧乳房的外观、大小、皮肤颜色和乳头颜色，乳房是否有湿疹，或者皮肤是否出现凸痕。

抬起一侧手臂看另一侧乳房是否随之抬起。检查乳房上部与腋下结合部有无异常。

双手举过头顶，身体转向一侧反复观察乳房的侧面。用同样的方法观察另一侧。双手平稳地放在臀部，用力按压，觉得胸部的肌肉紧张起来，然后进行观察，看乳房是否有异物突起。

将右臂放在额前，右侧乳房的乳腺组织会移向胸部的中央，用左手检查右侧的乳房是否有肿块，触摸时稍微用力，这样手将更接近乳腺组织。用同样方法检查左侧的乳房。

每天睡前喝1杯温牛奶，不仅有助于睡眠，还能起到乳房保健作用。

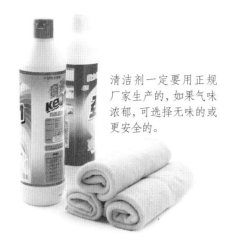

清洁剂一定要用正规厂家生产的，如果气味浓郁，可选择无味的或更安全的。

清洁用品慎重选择

日常生活中常用的洗洁精、洗衣液、柔顺剂等都可能对生育能力造成危害，备孕女性要多留意。

洗洁精

洗洁精含有的香精、活性剂等会对人体造成危害，其中有些成分能导致不孕。此外，如果餐具上的洗洁精冲洗不净容易造成有害物质残留，长期使用有洗洁精残留的器皿会降低女性受孕概率。

在刷碗的时候，备孕女性可以带上橡胶手套或者请丈夫帮忙，使用流动的水冲洗可以减少餐具上的洗洁精残留。

洗衣液、柔顺剂

大部分洗衣液和柔顺剂都有不同的香味，这是因为其中含有合成香味剂，这种香味剂都附着了一种叫作邻苯二甲酸盐的化学物质，另外还有一种表面活性剂，对人体的危害尚不明确，但备孕女性仍应少接触。因此，在购买洗衣液和柔顺剂的时候，尽量选择无味的产品。

玻璃清洁剂

玻璃清洁剂中的烃类物质，可导致卵巢功能受损。

若经常使用，可致卵细胞变性，卵子死亡。在怀孕早期，玻璃清洁剂中的某些化学物质还有致胎儿畸形的危险。

备孕女性和孕妈妈尽量不要接触玻璃清洁剂，可以请丈夫或家政人员定时进行大扫除，并在大扫除后及时通风。

老生常谈的私处卫生

这是个老生常谈的问题，最基本的就是每天清洗外阴，每天换内裤。

清洗外阴，一般只要用清水就可以了，如有外阴瘙痒等症状，需及时到医院就医，而不要乱用洗液。内裤要穿纯棉质地的，勤洗勤晒，必要时用开水烫洗；卫生巾、卫生护垫在非月经期尽量少用；性生活之前，双方都要洗干净，事后最好也要清洗。

每天换内裤、洗内裤，不要积攒，用内衣专用肥皂搓洗 3~5 分钟，多次漂洗直到把泡沫冲洗干净；不要放在室内阴干，应放在太阳下晒干，不要和袜子一起洗；有炎症时内裤洗净后要用开水烫或日晒。

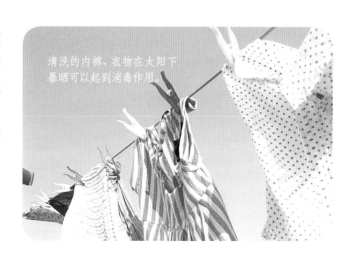

清洗的内裤、衣物在太阳下暴晒可以起到消毒作用。

工作岗位与宝宝的健康息息相关

每天人体可能会接触到很多种化学物质，我们不可能一一去检测，为了宝宝的健康，备孕夫妻最好提前调整自己的工作，远离有害化学物质。

检查工作环境

生殖细胞容易受到化学物质、辐射的影响，所以经常处于化学物质或辐射的环境中，不利于孕育。夫妻双方在备孕期间，可以视情况向领导请示，暂时调离这些岗位，待身体状态良好，受孕成功后，再视情况返岗。

备孕期间不要经常出差

很多职业不能正常规律地作息，可能需要经常外出，这样的工作性质不利于生育，会导致男性精子的数量和存活率下降。此外，性生活频率低，精子代谢速度减慢，还会导致精子老化，活力、质量大大降低，导致难以受孕，女性则会内分泌功能紊乱，排卵异常，影响受孕，还可能引起性生活不协调，也不易受孕。

如果备孕女性觉得穿防辐射服能让自己更安心，那么穿上也无妨。

防辐射服的种类好多，我该怎样选择

作为普通的消费者，备孕夫妻很难通过专业的方法检验自己要买的防辐射服是否合格，拿到医院请教医生也是不现实的，但可以通过以下几种简单的方式进行判断。

借助手机检测：将手机包在防辐射服中，用另一部手机拨打该手机号码，如果防辐射的效果明显，那么将无法接通。

燃烧面料：备孕夫妻可用火点燃包装袋内附赠的面料，金属面料会留下比较细的金属网，而银纤维面料会留下比较均匀的粉尘。

测试导电性：备孕夫妻可以用万用表检测防辐射服的导电性，如果没有导电性，那就是普通的衣料。

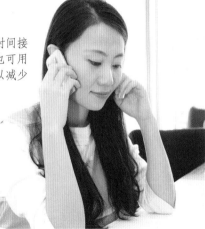

备孕期间减少长时间接听手机的情况，也可用耳机接打电话，以减少辐射伤害。

妇产科医生划重点：防辐射服的防护能力并非100%，不要完全信赖防辐射服，减少与辐射源的接触还是很有必要的。

需要暂时离开的工作岗位

	需暂时离开的工作岗位	危害	提醒
放射线领域	＊放射科医护人员、核能发电站、抗癌药物研究人员、电器制造业、程控操作人员、石材加工基地等	＊孕妈妈如果过量接受放射线，可能会影响胚胎发育，增加流产概率	＊不少电器都含有少量放射线，积少成多，不得不防，建议备孕女性在备孕期和孕期少接触电脑、电视、手机、吸尘器、微波炉等电器
接触化工污染多的工作	＊化工基地、化学实验员、加油站、造纸、印染、建材、皮革生产、汽车制造、农业生产	＊一些化学物质可通过吸收进入备孕女性的中枢神经系统，抑制造血功能，引起胎儿贫血或发生造血功能障碍，引发畸形或流产	＊如果备孕女性的职业属于上面的某一种，会经常接触其中的某种化学物质，那么一定要在备孕前3个月开始，一直到分娩结束都远离这项工作
重金属领地	＊化妆品研究、美容师、理发师、电子装配工、印刷操作工、照明器材生产、胶卷制造工作者	＊一些重金属进入人体后能够与人体蛋白质相互作用，使其失去活性，影响机体新陈代谢，严重者可致癌。并且重金属可通过胎盘渗透，引起胎儿早产或发育畸形	＊备孕女性不宜化浓妆，因为各种化妆品，如口红、指甲油、染发剂、冷烫剂及各种定型剂等，母体吸收并通过胎盘进入胎儿体内，危害很大

🍀 备孕关键词
——辐射源

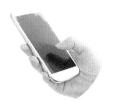

手机

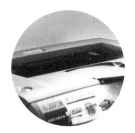

复印机

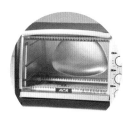

家用电器

宝宝和事业可以兼得

备孕怀孕与工作并不冲突，在法律法规的支持下，女性在怀孕、分娩、哺乳期间的各项权益都得到了有效的保护。有了坚实的后盾，就让我们看看还要做些什么吧。

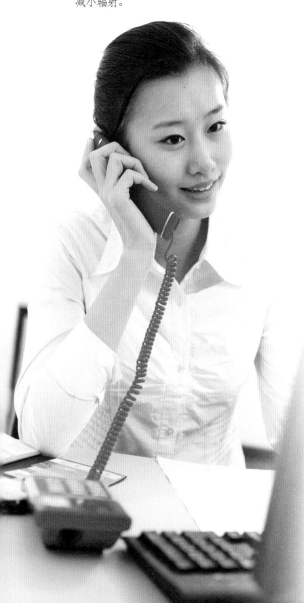

办公期间尽量使用辐射较小的座机接打电话，以减小辐射。

提前规划，安度孕产期

为了避免怀孕后手忙脚乱，职场女性在孕前提前做规划，可以达到事半功倍的效果。工作早做安排，将可能在你生孩子期间要做的工作逐渐交接。不要等到临请假了才突然提出，影响整个工作的进度和流程。

经济上要预先规划。产检、生孩子、买衣服、补营养等都需要费用，养育孩子更是需要不少开销，要提前有所准备。考虑到家庭安全问题、生活空间等环境问题，可能会面临的换房、购（换）车等事宜，这些事情在怀孕前办妥比较好。将来宝宝的照护问题，也应该提早考虑。根据实际情况，由保姆或者老人照料，或者是辞去工作做全职妈妈都可以，关键是提早做好充足的准备。

另外，夫妻单独相处的时间也不可忽略。宝宝出生之后，夫妻单独相处的时间难免被压缩，因此事先规划产后夫妻间单独相处的时间显得格外重要。

特殊岗位早做调整

长时间从事电磁辐射相关作业的女性，易出现月经不调，如果长期受到超强度的电磁辐射，还可能出现皮肤衰老加快、患恶性肿瘤概率增加的情况，孕妈妈流产率升高，胚胎发育不良、畸胎发生率升高。电磁辐射还会导致头痛、失眠、心律失常等神经衰弱症状、男性则会引起精子活性降低，数量减少等问题。

为保护母婴的身心健康，在孕期前3个月，职场备孕女性应避免接触或少接触电磁辐射相关作业。长时间在计算机前工作的女性，最好选用辐射强度稍小的液晶显示屏，还可在显示屏前加一层防护屏，并穿防辐射的衣服。此外，手机的辐射也不可忽略，最好不要一边在计算机前工作一边用手机打电话。

职场备孕女性释放压力技巧

备孕女性健康、快乐的状态不仅仅是生个健康宝宝的前提，而且可以让宝宝拥有开朗活泼的性格。也许来自工作和生活的压力已经让备孕夫妻有些疲惫，但是在怀孕之前，一定要调整好心态，以最佳状态备孕。

快乐并不是虚无缥缈、无章可循，健康的身体是快乐的基本条件。有研究表明，运动可以改善心情。不一定要花钱到闭塞的健身房运动，在林荫小路上散散步，你也会感到神清气爽。

经常读书，培养几种业余爱好，多参加社会活动，向家人表达爱意等，都会让生活越来越有滋味。多多设想这样的情景：你们一家人漫步在小河边，孩子活泼可爱，大人健康快乐，一种幸福感就会油然而生。

再就是拿出纸和笔，写下让自己担心的事情，再写出最佳的解决方案和最差的后果，你就会发现很多事情没有想象的那么严重。安排一次稍长的假期，换一种心情去面对现实。每天晚上回忆一件让自己开心的事情，最好把它写出来。

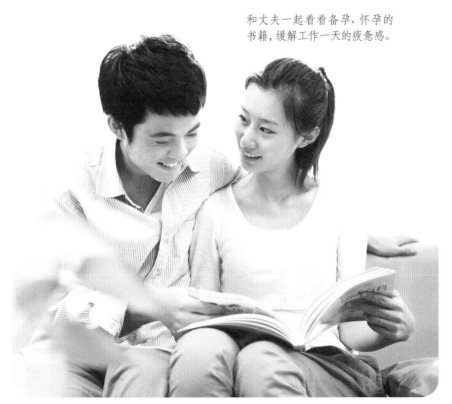

和丈夫一起看看备孕、怀孕的书籍，缓解工作一天的疲惫感。

是否辞职待产需慎重考虑

工作期间发生的各种问题使得有怀孕计划的职场备孕女性和职场孕妈妈不得不考虑是否需要辞职待产，为怀孕辞去心爱的工作，究竟有没有必要呢？你需要考虑以下3个问题。

家里的经济情况是否允许

毕竟即将有一个新生命要来到你的身边，抚养孩子需要花不少的钱，如果在考虑不周的情况下辞职，很可能会造成准爸爸独自承担所有的经济压力，对夫妻关系很可能会产生不好的影响。

辞职后如何打发时间

辞职后就会放松下来，有些孕妈妈可能会觉得整天无所事事，非常无聊。朋友和家人也不可能天天在家陪着孕妈妈，所以，辞职后如何打发时间需要孕妈妈提前计划。

远离社交也是一个大问题

辞职以后社交圈自然就小了下来，同时也缺少了职场竞争压力给自己带来的动力，很可能就此懈怠下来，只沉浸于宝宝与老公营造的小环境中，视野渐渐狭窄，慢慢与快速发展的外界社会环境脱节。等到宝宝稍大，想重返职场时，才发现重新适应社会难度很大。

备孕时期的性生活

　　性生活是孕育的必经过程，备孕时期对男女双方来说都是特殊时期，虽然这并不意味着此时性生活就一定不同，但是不当的性生活会让很多夫妻远离了做父母的可能。要想提高受孕概率，不管是男方还是女方，都要注意性保健。

孕前性爱要顺其自然

　　很多人会在女性排卵前后这段时间集中过性生活，但事实上这种方式弊大于利。男性如长期中止性生活，精子会丧失受精与运动能力，不利于怀孕。如果仅在排卵那几天享受性爱，一方面，男性精子质量会下降，更容易疲惫、乏力；另一方面，这种方式更容易使双方在享受性爱时精神过度紧张，不利于精子与卵子的"相遇"。

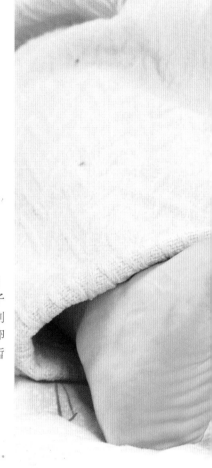

孕前患病不宜性生活
在患病状态下，精子和卵子的质量会受到影响，不利于受精卵正常发育，所以应暂时停止性生活。

备孕"卫生"有讲究

　　性生活前夫妻双方一定要仔细地清洗外生殖器。男性要注意洗净阴茎、阴囊，将包皮向阴茎根部牵拉，以充分暴露出阴茎头和冠状沟，并清洗干净。女性清洗外阴要注意大小阴唇间、阴道前庭部。阴道内不需要清洗。

　　性生活后，男性的精液和女性阴道分泌的黏液会粘在外生殖器上，也要及时清洗，否则很容易滋生细菌。事后还应排尿一次，让尿液冲洗尿道口，可把少量的细菌冲刷掉，预防尿路感染，尤其是女性。

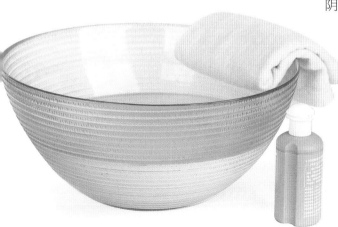

孕前性生活注意卫生
生殖系统因结构和分泌物等原因，极易成为"藏污"之所。不注意性生活卫生，会增加生殖道感染的概率。

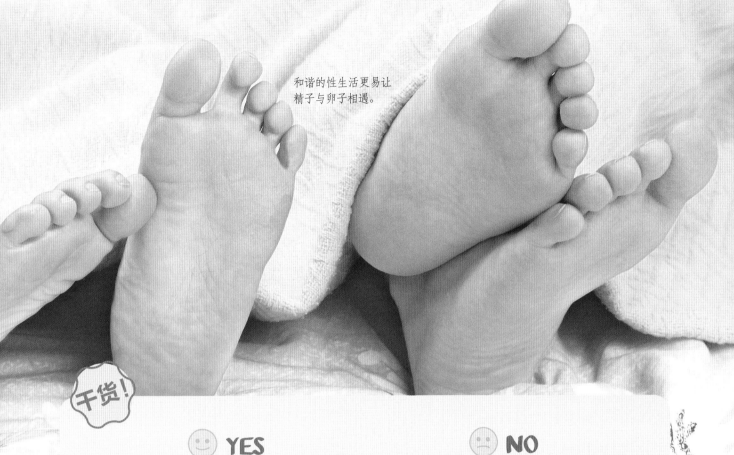

和谐的性生活更易让
精子与卵子相遇。

干货！

☺ YES

❖ **合理的性生活次数**：在孕前 3 个月到 1 个月，每周一两次为宜。到了孕前 1 个月，可以在女性排卵期前后适当增加性生活次数。

❖ **达到性高潮**：性高潮时子宫内出现正压，性高潮之后急剧下降呈负压，精子易向内游入宫腔。同时子宫位置升起，有利于精液向内游入。

❖ **男上女下位**：此体位会让男性更深更近地触到女方宫颈，方便精液射在宫颈口周围，为精子进入子宫创造了有利条件。

☹ NO

❖ **不卫生的性生活**：男性的包皮垢不清洗会造成炎症，并通过性生活使女性感染。女性尿道、阴道、肛门紧邻，容易相互感染病菌。

❖ **过度手淫**：男性过度手淫会造成心理上的障碍、体质上的耗损，致使肾阳亏损造成阳痿。女性过度手淫容易导致阴道炎、宫颈炎、子宫内膜炎以及输卵管炎等，影响受孕。

❖ **立位**：立位会让女性的生殖器官下垂，阴道口开放，导致大部分精液随着阴茎的抽出流出体外，降低受孕概率。

还没彻底准备好时，调整避孕方式

在计划要宝宝之前，避孕是每对夫妻都要做的事情，但并不是每种避孕方法停止后都可立即怀孕。避孕药因其方便、可靠，被很多女性使用，是比较普遍的避孕方法。

提前半年停服避孕药

采取服用避孕药物来避孕的年轻夫妻，在决定要宝宝后，应停止服用避孕药，采取避孕套避孕的方式。无论是口服避孕药还是外用的避孕药膜，一旦受孕都会对受精卵造成不利影响。医学统计数据表明，在妊娠前 6 个月内曾服用避孕药的女性，妊娠期间出现自然流产、胎儿染色体畸变的概率增加；停止服用避孕药 1 个月内就妊娠，以及妊娠时误服避孕药的，胎儿出现先天畸形的概率将增加。

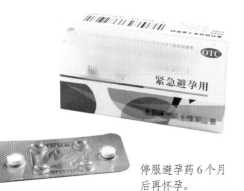

停服避孕药 6 个月后再怀孕。

停止服用避孕药，经历 6 个月正常经期后尝试怀孕，受孕成功率和受精卵质量会有保证。在这期间则可以用避孕套避孕。

若在停止服用避孕药 1~6 个月期间怀孕，应主动到医院就诊，向妇产科医生说明详情，咨询意见。必要时还要进行染色体、羊水的检测及超声波检查，根据诊断结果，正确处理此次妊娠。

不同避孕方法对生育的影响

长时间避孕因采取的措施不同，对生育的影响也不同，大多数避孕方法不会影响生育，在适当的恢复和休养后就可以正常怀孕了。

口服避孕药

这类避孕药物的原理是抑制排卵，使子宫宫颈黏液厚而黏稠，阻止精子从子宫宫颈进入；并抑制子宫内膜生长，影响胚胎着床。避孕药经肠道进入人体后，会在肝脏内代谢储存，停药后，储存在体内的药物需要一定的时间才能完全排出体外，不同的药物成分排出体内的时间不同。一般停药至少两三个月恢复月经后方可正常受孕。

宫内节育器

通过机械性刺激及化学物质的干扰而达到避孕的目的，不影响女性内分泌系统。最好取环后两三个月后再受孕。不过宫内节育器的有效率约为 90%，如果未取出宫内节育器就发现怀孕，一定要警惕是否为宫外孕。

屏障避孕法及杀精子剂

避孕套、避孕膜、子宫宫颈帽或者避孕海绵等，停用后即可受孕。

绝育手术

输卵管复通术后怀孕的概率与结扎手术方法有关，出现宫外孕的风险高。对于恢复手术失败的女性，建议选择辅助生殖技术助孕。

长期服避孕药的女性应注意补钙

由于避孕药会降低女性的骨密度，容易引起骨质疏松，所以长期服用避孕药的女性，无论在服药期间还是停药后都应注意多食用牛奶、山核桃、松子、杏仁等高钙食物。另外，长期服用避孕药的女性还可食用豆制品及花生、葵花子等，以加强钙质补充。不过，因为钙质的吸收有个体差异，所以如果需要服用补充剂，那么建议备孕女性去医院做骨密度、血钙等检测，由医生给出适当的钙摄入量。

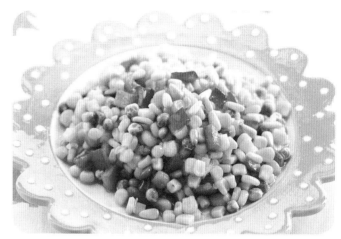

备孕期可采用的其他避孕方式

避孕方式	使用方法	优势	禁忌和注意
避孕套	＊ 性交开始前阴茎勃起后戴上 ＊ 使用前先捏瘪套子的前段小囊，挤出空气，同时将卷好的避孕套套在已勃起的阴茎头上，直至阴茎根部 ＊ 射精后要在阴茎尚未软缩前，手指按住避孕套口与阴茎一起抽出	＊ 适用范围广，尤其适合不宜采用药物和节育器避孕的女性 ＊ 避孕效果好 ＊ 可防止病菌传播 ＊ 对身体基本无害	＊ 性交结束后需检查避孕套有无破裂，如有破裂应及时采取补救措施
安全期避孕	＊ 用基础体温法、宫颈黏液法或 B 超检测出排卵期，避开排卵期进行性交	＊ 不需要使用器具、服用激素或行外科手术，自然而安全	＊ 排卵受生活环境、情绪、健康等影响而改变时，可能出现额外排卵，会导致避孕失败
体外排精避孕	＊ 在性生活进入高潮时，男方在射精前将阴茎从阴道中抽出，将精液排在阴道外，从而达到避孕目的	＊ 不需要使用器具、服用激素或行外科手术，自然而安全	＊ 但是当处于性高潮时，会有一小部分精液伴随输精管的收缩而溢出流入阴道，这些精液量虽少但精子数目极多，会导致避孕失败

小心家里的猫狗花草

备孕和怀孕期间夫妻会有很多事情顾及不到。比如宠物，还有一些不适宜养在家里的花草要及时给它们找到新家。

饲养宠物需要小心弓形虫

家里有小宠物的女性在怀孕前，要做 TORCH 检查，这项检查包含检测弓形虫、风疹病毒、巨细胞病毒、单纯疱疹病毒等易在怀孕早期引起宫内胎儿感染，导致流产、死胎、胎儿畸形等的抗体。还会检测其中两种抗体 IgM 和 IgG，可以知道备孕女性是否适宜怀孕或怀孕后是否适宜继续妊娠。其中弓形虫喜欢寄生在猫和狗的身上，有时还有可能通过苍蝇、蟑螂以及未经充分加热的、含弓形虫的食物而感染人体。

除了备孕女性，备育男性在感染了弓形虫后，也会对生殖能力造成严重的危害，所以也需要进行弓形虫检查。感染弓形虫的患者精液常规分析质量明显低于正常人，白细胞明显增多，个别患者看不到活精子。当男性不能正常生育的时候，特别是精液中白细胞计数高、精子活率低下或者大部分为死精子者，应该进行弓形虫感染指标的相关检查，如为阳性，则需及时治疗。

感染了弓形虫也不必惊慌，积极治疗，也可以怀上健康宝宝。

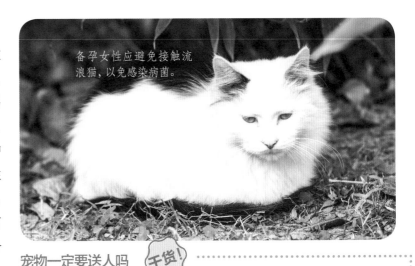

备孕女性应避免接触流浪猫，以免感染病菌。

宠物一定要送人吗 干货！

对很多备孕夫妻来说，宠物就仿佛是自己的孩子，做完孕前检查之后，经常会有备孕女性问自己的情况能不能继续饲养宠物。其实如果有充分的准备，备孕夫妻是可以继续与这些宠物互相陪伴的。

积极打疫苗

猫对备孕女性最大的威胁就是弓形虫，而狗因为比较活泼，更容易感染到其他各种寄生虫、病原细菌或病毒，所以给自己的宠物打疫苗是备孕夫妻首先要做的。

保持亲密而安全的距离

疫苗的种类非常有限，所以即使打了疫苗也不要松懈，在备孕期和孕期需注意与宠物保持距离，勤打扫，勤洗手，勤通风。

注意宠物的动向

避免宠物翻倒垃圾，并限制外出。在喂食的时候，还应避免生肉，选择成品动物口粮或自家烹制好的熟食。

妇产科医生划重点： 如果孕妈妈检查出了弓形虫病，确定没有感染胎宝宝的话，及时治疗，是可以不终止妊娠的。

孕前养过宠物需进行检查

如果备孕女性直到怀孕前一直接触宠物，则需要去医院做弓形虫检查。特别是此前有过不良孕产史、免疫功能低下的女性。

检查的结果可能有以下 3 种：

1. 如果检查显示备孕女性已经感染过弓形虫，并已产生了抗体，那么就不需要担心宠物的问题了。

2. 如果检验显示备孕女性从未感染过弓形虫，则表明体内还没有免疫力，那么备孕女性最好从此时开始离开宠物。

3. 如果化验结果显示备孕女性正在感染期间，那么暂时不能怀孕，应在治愈之后再怀孕。

同时，为了确保安全，建议备孕女性最好在妊娠早、中、晚期分别进行弓形虫检查的复查。

慎防室内花草伤健康

居室里放几盆植物，会让人感到神清气爽，但不是每种植物都适合放在室内。香味过于浓烈的花，如茉莉花、丁香、水仙、木兰等，其香气会影响人的食欲和嗅觉，甚至会引起头痛、恶心、呕吐。

万年青、仙人掌、五彩球、洋绣球、报春花等，不小心接触到其汁液会引起皮肤过敏反应，出现皮肤瘙痒、皮疹等，严重的还会出现喉头水肿等症状，甚至危及生命。

有些花卉如夜来香、丁香等，会吸收房间内的氧气并释放二氧化碳。所以，对于备孕夫妻来说，室内不宜放置这些植物。

室内不宜养气味浓郁的花草。

🍀 **备孕关键词**
——室内植物摆放禁忌

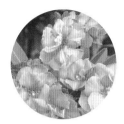

夹竹桃

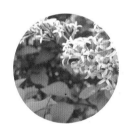

丁香

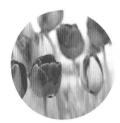

郁金香

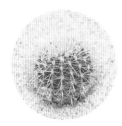

仙人球

好心情，好宝宝

　　宝宝的健康与父母孕前的精神状态有着密不可分的微妙关系。夫妻乐观的心态、健康的心理对未来宝宝的成长大有助益。所以，夫妻双方在决定要孩子之后就应该放松心情，以积极的心态去迎接人生中这一重要时刻。有了好心情，自然有"好孕"气！

不要轻易给自己贴不孕标签

　　不孕症的诊断在时间上是有明确规定的：夫妻未采取避孕措施，规律地进行性生活，如果一年内未孕，才可能会被诊断为不孕症。但是不少备孕夫妻尝试两三个月没有怀上宝宝，就急匆匆地去医院看不孕专家，这种自我怀疑的负面情绪也会影响正常受孕。备孕夫妻一定不要着急，放松心情，宝贝自然就会来。

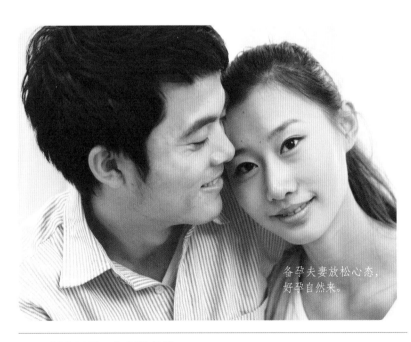

备孕夫妻放松心态，好孕自然来。

　　调查显示，大多数育龄夫妻在结婚后1年内怀孕。

身体没有问题，但是备孕好久都没有动静是怎么回事

　　想必很多夫妻都听说过这样的事：夫妻结婚多年，排除生理疾病，却不能怀孕，而在领养了一个小孩之后，妻子便很快怀孕。

求子心切反而难以受孕

　　求子心切会使情绪过度紧张，导致肾上腺皮质激素分泌过多，打乱人体激素平衡；减弱性欲，性冲动减少；导致血管收缩，限制男性制造精子时所需的血液流动；使男性精液容量降低；还会打乱女性正常的生理周期等。

放弃怀孕，其实是为了怀孕

　　放弃怀孕，并非放弃所有怀孕的努力，而是让自己放弃对怀孕的过分期待，用平常心态去面对各种怀孕的准备。也有许多身体健康但是长时间备孕无果的夫妻，在转移了关注的焦点之后，成功受孕。

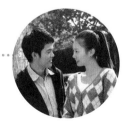

妇产科医生划重点：备孕夫妻应以一种平和自然的心境迎接宝宝的到来，坚信自己能够孕育出一个优质的小生命。

孕前忧郁早调整

一想到有孩子的生活可能会很累，很多女性就会感到忧虑，心情复杂多变，情绪也很不稳定，时而高兴，时而郁闷。

若想生一个健康、乐观的宝宝，孕妈妈们必须克服孕前忧郁。孕前忧郁的有效医治方法，并不是打针和吃药，而是家人的关怀与照顾，尤其是丈夫的关心和呵护，这样会使妻子的情绪起伏大大减少。备孕女性还要保证充足的睡眠，当精神饱满时，胡思乱想的机会自然减少。

另外，也可以做做简单的放松运动，比如，坐在地上，双脚伸直，脚尖尽量用力向前伸，或脚掌以顺时针方向打转，均可减轻腿部压力；轻轻按摩腰部肌肉，可减轻脊骨神经痛。戒掉烟酒，并少吃刺激性食物，保证均衡饮食。

选择正确的放松方式

有时候工作了一天，会觉得非常疲劳，很多人最想做的事情是睡上一觉。对于以脑力劳动为主的备孕夫妻来说，去游泳或者慢跑，更容易缓解疲劳。变换一下放松方式，就可以得到比睡眠还好的休息效果。需要注意的是，KTV唱歌、蹦迪、饮酒、吸烟并不是最好的放松方式，尤其不适合备孕夫妻。

学习一门语言，培养一种兴趣爱好，做义工……都是不错的休息方式。不同性质的、有意义的活动穿插着进行，不会使你感觉累，相反，你可能因此而神采飞扬，精神抖擞，生活充实。

❀备孕关键词
——缓解紧张

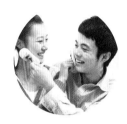

暗示：时刻鼓励自己，可以完成这件事。

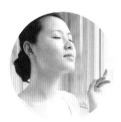

深呼吸：平缓的呼吸可以使情绪得以平复。

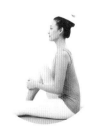

按摩：可以释放压力，让人放松并产生满足感。

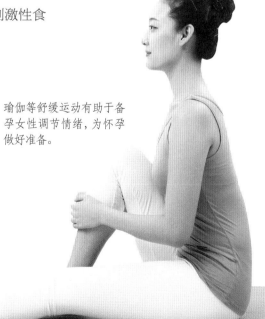

瑜伽等舒缓运动有助于备孕女性调节情绪，为怀孕做好准备。

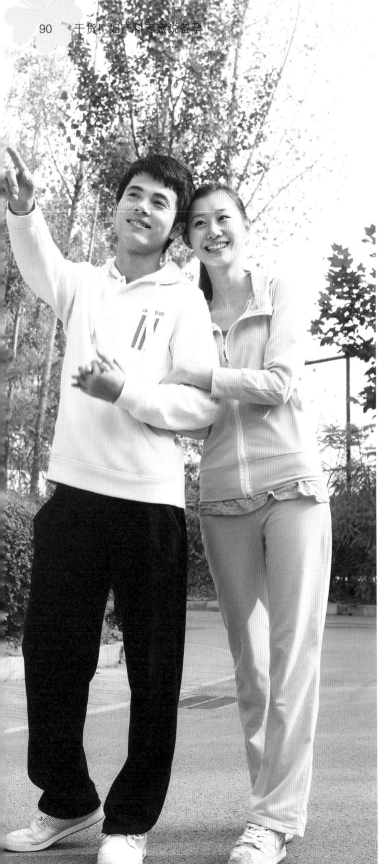

做好当父母的心理准备

宝宝的到来，会给夫妻双方带来各方面的挑战，也会遇到很多障碍和困难。因此在怀孕之前，备孕夫妻就要好好考虑以下几个问题。

有没有能力抚养一个孩子

这点非常重要，备孕夫妻在准备要孩子之前就要首先将这个问题考虑清楚，生宝宝和养育宝宝所需要的费用自己是否能承担。

夫妻关系是否稳固

只有夫妻关系稳固才可能组成一个和谐美满的家庭。不要幻想通过孩子来修复早已不协调的关系，否则受伤的还是无辜的孩子。

在教育孩子的问题上观念能否达到一致

在怀宝宝之前，备孕夫妻就要了解一下各种教育孩子的想法，最好是找到一个双方都认可的方案，以免日后为这事争吵。

是否能处理好工作与孩子之间的关系

夫妻双方在要宝宝之前要考虑一下孩子的到来是否会给各自的工作带来过大的影响，尽量将这种影响降低。

是否有合适的人帮忙照看孩子

孩子生下来后，生活会发生一系列的变化，因此在要孩子之前，就要考虑一下有没有帮忙照看孩子的人，如果没有，孕妈妈就要做好当一段时间全职太太的准备，准爸爸也要做好包揽大部分家务的心理准备。

如何增进夫妻感情

和谐的夫妻关系，是生个健康宝宝必不可少的条件。夫妻之间需要多沟通，调整彼此的心态。一方心态不好时，伴侣需要好好劝导和安慰，帮助对方摆脱困境。丈夫在这一时期更要包容和忍让，平时尽量避开容易引起争执的话题，让妻子保持平和的心境。

下面这些有助于增进夫妻感情的好办法，可以作为参考：

1.夫妻之间凡事要互相忍耐。

2.如果意见不同想要大声说话时，互相先离开一会儿。

3.夫妻彼此要以诚相待。

4.夫妻彼此要尽可能明确地向对方表达爱意。

5.如果一方不快乐，另一方要想方设法帮助对方忘掉不快乐的事。

6.每晚临睡前，夫妻要相互检查当天的事完成得如何，并一起计划明天的事。

相信在备孕夫妻和谐开心的某一天，宝宝就会不期而至。

无须过度担心孕期和产后

很多女性一方面想怀孕，另一方面又对怀孕抱有一种担忧的心理：一是怕影响自己的体形，二是怕分娩时难以忍受的疼痛，三是怕自己没有经验，带不好孩子。

其实，这些担心是没有必要的。虽然怀孕后由于生理上的变化，体形也会发生改变，但是只要注意用科学的方法进行锻炼，产后体形也可以恢复。分娩更不用担心，因为这是一个很自然的过程，只要配合

医生，每个孕妈妈都会平安地诞下宝宝。宝宝出生后，看到他可爱的样子，每一对夫妻都会产生强烈的责任感，眼前的困难也会迎刃而解。有了宝宝之后，许多夫妻都会发现自己比原来更能干了，这是因为孩子的出生让父母成长、成熟了许多。

在迎接宝宝的这段时间里，备孕女性可以学习和掌握一些孕产方面的知识，了解怀孕过程中可能出现的变化或者不适，这样一旦有这些生理现象出现，才不至于紧张和恐慌。

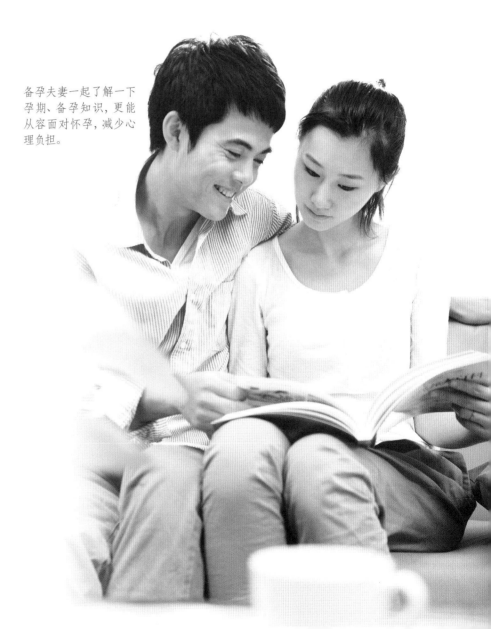

备孕夫妻一起了解一下孕期、备孕知识，更能从容面对怀孕，减少心理负担。

远离日常生活中的"坑"

以极好的身体状态迎接宝宝，是做父母的职责。所以从决定要宝宝的那一刻起，备孕夫妻双方就要进行生活、工作的调整，特别是要改变不良的生活方式，让宝宝在孕育伊始就是棒棒的！

新装修的房子至少要晾 3 个月

如果为了方便，想搬进刚装修完的房子再怀孕，那就大错特错了。新装修的房屋，有害物质尚没有散尽，持续的刺激会导致不孕不育，对孕妈妈的影响更大。目前室内装修最常见的有害物质主要包括甲醛、氡、苯、二甲苯、氨、放射性材料等。

甲醛：会引起女性月经紊乱和排卵异常，还存在致癌的潜在风险。

氡：为无色、无味的惰性气体，具有放射性，会对人的呼吸系统造成辐射损伤，引发肺癌。而建筑材料是室内氡的最主要来源，特别是含放射性元素的天然石材，最容易释放出氡，备孕夫妻更要远离。

苯：大量存在于油漆、防水涂料、乳胶漆中，具有芳香气味，人吸入后会引起嗜睡、头痛、呕吐等症状，被世界卫生组织确认为有毒致癌物质，孕妈妈长期吸入苯会导致胎宝宝发育畸形或流产。

放射线：能使睾丸生精功能受到损害，导致生精障碍和染色体畸变，进而发生男性不育和胎宝宝畸形。大量研究也证实，放射线可直接引起生育能力减退，甚至导致永久性不育。

新装修的房子至少要通风晾 3 个月。入住后也要经常通风，并在房间里摆放植物，加快污染物散发。如果怀疑有装修污染，最好请专业检测部门检测一下。

在高于 20℃ 的环境中通风 4~6 个月，装修的有害气体才能挥发干净。

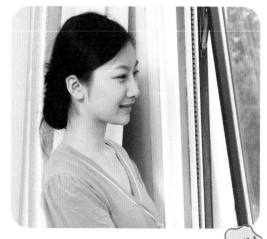

房间里没有味道就是没有污染了吗 干货！

新装修的房子需要通风散味，但是仍然会有备孕女性因甲醛中毒而就医，这是因为房间里没有味道并不意味着没有污染。

人体反应

家庭装修结束后全家出现容易疲惫的情况，感觉有刺激性的气味，眼睛流泪，或出现发烧、胸闷头晕、呼吸不畅、流鼻血等症状时，要当心甲醛超标。

动植物反应

如果动物在入住新居后出现活动力下降、生病，植物枯死、发黄等情况，说明新居的环保指标不合格，污染有可能会危害到人的健康。

妇产科医生划重点：所有装修材料中，对孕妇和胎儿的危害最大的是油漆，其次是装修中产生的噪音污染。

注意办公室的隐形污染

在装潢精美、设备先进的现代化写字楼里工作的备孕夫妻，需要注意隐形污染。不要长时间持续使用电脑；用酒精对电话听筒、键盘进行消毒，以减少细菌传播；复印机会释放一些有害物质，要少用。还要注意办公地点附近有没有大的辐射源、化工厂等。

室内温度、湿度要适宜

适宜的室内温度和湿度，有助于身体的平衡与健康。一般来说，温度保持在 18~24℃，湿度保持在 40%~50% 为佳。过高或过低的温度、湿度，都会引起人的情绪波动。而在良好的精神状态下，排卵、产生精子的功能就很稳定，受孕概率也高，反之，不良的精神状况会抑制生育功能。

噪声污染不可小视

噪声强度如果高到一定程度，不仅会损害人的听觉，还会对神经系统、心血管系统、消化系统等有不同程度的影响，尤其影响内分泌系统，使人出现甲状腺功能亢进、性功能紊乱、月经失调等，进而影响生育。

长期生活在 70~80 分贝或者更高的噪声下的男性会出现性功能下降，甚至出现精液不液化或无法射精等现象。如果孕妈妈长期遭受噪声污染，会加重早孕反应，甚至会造成流产、早产，胎宝宝发育迟缓，新生儿出生体重过低，体质虚弱，长大后听力下降等病症。

备孕期间少逛商场

年轻女性大多爱逛商场，但若正在备孕，就不得不暂时"挥别"这个爱好了，因为大型商场中常用空调调节温度，缺乏新鲜空气流通，此外，商场中的噪声非常大，这些都不利于人体健康。

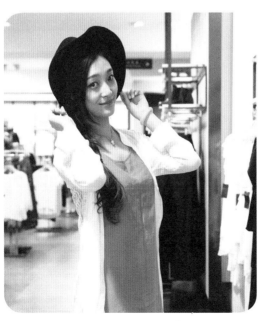

❀备孕关键词
——除甲醛的方法

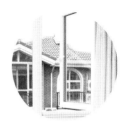

开窗通风

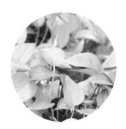

植物清除

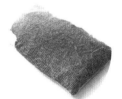

活性炭吸附

戒烟戒酒戒咖啡，说到还得做到

对备育男性来说：长期吸烟饮酒喝咖啡会影响精液的质量，增加畸形精子的比例。为了保证精子质量不受烟酒的干扰，至少应该在备孕前 3 个月戒掉烟酒，少喝或不喝咖啡，从而保证精液正常充沛。

对备孕女性来说：长期吸烟会对女性的生殖系统造成伤害，影响卵巢功能，导致内分泌失调进而不孕，还有可能让绝经期提前两三年。怀孕期间吸烟还容易引发流产、宫外孕、低体重儿、唇腭裂等。女性饮酒容易使脂肪堆积，皮肤粗糙，导致骨质疏松，还会影响卵巢功能，增加受孕的难度；月经期饮酒易导致月经量增多等。孕前和孕期大量饮酒可能会导致新生儿出现低体重、心脏畸形以及大脑发育不完整等问题。备孕女性饮用大量咖啡，也会对卵子的形成产生不利影响，增加受孕难度。

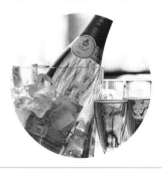

如果是工作原因导致的熬夜，备孕夫妻需要考虑调换岗位，劳逸结合。

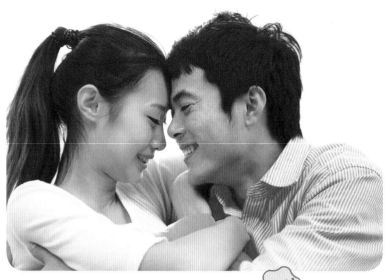

无不良嗜好却一直小病不断，是怎么回事 干货！

大多数备孕女性知道备孕期需要戒烟戒酒戒咖啡，但是身体状况依然不是很好，小病不断，还特别容易疲劳，这种情况多是因为常年熬夜造成的。所以备孕前的几个月需要调整睡眠，使身体得到良好恢复。

规律的作息时间

白天不要睡太多，午休半小时左右即可，把每天都安排得充实有趣。每晚大约 10 点，最晚 11 点入睡，在早上 6 点左右便会自然醒来。

睡前放松

睡前 2 小时停止进食（水除外），不要吃得太饱，不要看会使情绪激动的电影，不要上网，不要打游戏或者玩手机。尽量保证有个安静舒适的睡前时间。

穿宽松的睡衣

60%的腰痛、痛经症状是因为睡觉时穿过紧的内裤引起的，睡觉时应选择宽松的棉质睡衣、睡裤，这样更有利于睡眠。

睡前泡澡

以能承受温度的热水加一些粗盐，水位到肚脐为佳，浸泡 10~20 分钟，可起到解乏的效果。

妇产科医生划重点：除了生理上的影响，长期熬夜加班、作息不规律，还会使夫妻生活不和谐，导致受孕困难。

床上用品巧选择

床：没有过多油漆的木板床是很好的选择，铺上稍厚的棉花垫，可以避免因床板过硬而影响睡眠。

枕头：以与肩同高为宜，过高和过低都不好。枕头过高会迫使颈部前屈而压迫颈动脉，使大脑血流量降低而引起脑缺氧。枕头过低，易导致颈椎病，还容易引起头晕。

床上用品：纯棉是最好的选择，不宜使用化纤、混纺织物做被套或床单。化纤布透气性差，容易刺激皮肤引起瘙痒。

蚊帐：既能避蚊防风，又可吸附空间飘落的灰尘。因此，使用蚊帐有利于安然入眠，并使睡眠加深。

换季时别忘清洁空调

空调散热片是个灰尘"栖息地"，病菌、螨虫等微生物容易在上面大量聚集，若不清洁就直接使用，居室内的空气就会被吹出来的灰尘、螨虫、细菌等"污染"。

清洁空调要用获得国家卫生部消毒产品证号的空调专用消毒剂，将其喷洒在空调散热片上，污渍就会顺着排水管自动流出。空调面板要用软布或专门的清洗布蘸取温水或中性清洁剂在表面轻轻擦拭，然后用干净的软布擦净晾干。最后，在所有的清洁工作完成之后，最好选择在晴朗、有风的状态下，开机运转两三个小时，以使空调内部完全干透。

洗衣机也要清洗

很多人不知道洗衣机自身也要被清洗。长期使用的洗衣机里，内外筒之间藏污纳垢，细菌严重超标，可以说会把衣服洗"脏"了。一般来说，新买的洗衣机使用半年后，每隔两三个月就应该清洗、消毒一次，收集棉絮等脏物的小袋子要定期清理。现在的洗衣机说明书上都会有清洗说明，可以遵照执行。想要彻底清洁，可请专业人士把滚筒拆下后清洗。

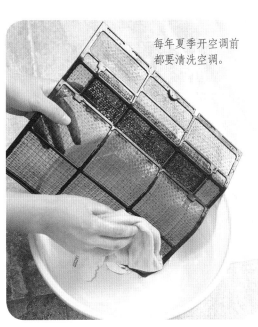

每年夏季开空调前都要清洗空调。

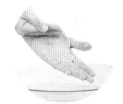

❀备孕关键词
——注重个人卫生

洗脸洗手

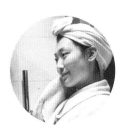

睡前洗澡

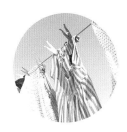

清洗衣物

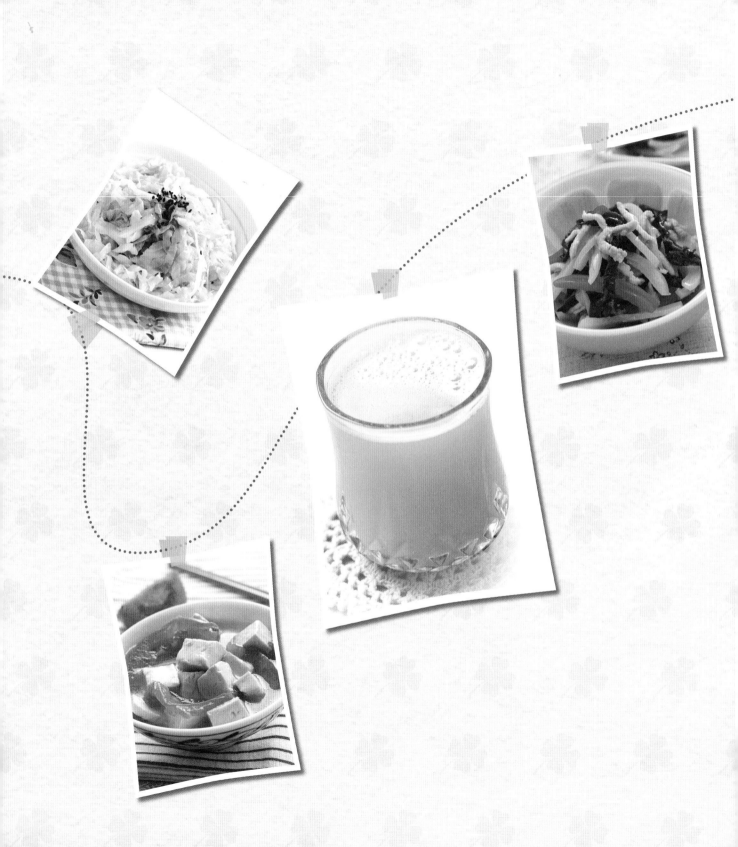

第五章

备孕吃得好，
更要吃得对

健康的备孕身体状态离不开科学合理的饮食。用科学的饮食调理身体，用食物的营养滋养身体，避开备孕时的饮食禁忌，为胎宝宝准备一个健康的受孕环境吧！

女性这样吃，"好孕"很容易

女性要想怀孕，除了注意补充叶酸外，还需要注意补充其他多种营养素，这样才能使身体状态调整到最佳，为宝宝打下丰富的营养基础。

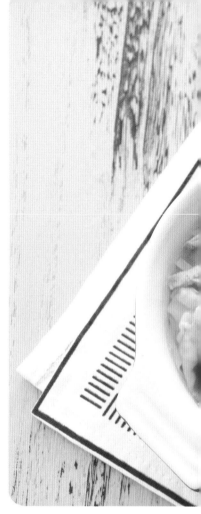

纠正厌食、挑食、偏食习惯

厌食、挑食、偏食等习惯会造成营养失衡。如果怀孕前营养不良，易引起胎宝宝在怀孕初期发育迟缓。

不爱吃蔬菜，可能会导致身体缺乏各种维生素、膳食纤维及微量元素。可在两餐之间吃一些水果，榨汁食用也可以。

不爱喝牛奶，可能会缺钙。可以选择酸奶和奶酪，它们没有鲜牛奶的腥味。

不喜欢吃鱼，可能会使身体缺乏蛋白质、脂肪、矿物质及维生素 D、维生素 A。可通过鱼油来补充。

不喜欢吃鸡蛋，可能会缺蛋白质、维生素和矿物质。每天吃一些瘦肉及豆制品，也可以每天吃两种坚果。

别把脂肪拒之千里
长时间的低脂饮食会导致性欲下降、受孕困难，即使成功受孕，也会危及胎宝宝的正常发育。

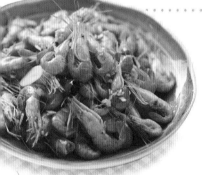

想怀孕，先排毒

很多备孕女性平时不注意保养，体内留存毒素，经常出现上火、口臭、腹胀、消化不良、便秘等症状。如果这些毒素长时间滞留在肠道内不排出，就会被重新吸入体内，给健康造成危害。准备怀孕最重要的是保证自己身体的健康，将身体调整到最佳状态。备孕女性要在怀孕前排毒，以避免怀孕后因身体健康状况不佳而危害到胎宝宝。

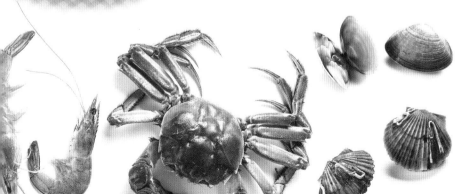

别迷信"山珍海味"
所谓"山珍海味"的营养价值未必能够匹配其高昂的价格，还可能在加工过程中造成营养流失，所以"山珍海味"当作日常饮食中的点缀即可，没必要刻意追求。

干货！

🙂 YES

❖ 吃有色食物：①黑色食物对肾有保护作用，有助于加快新陈代谢和增强生殖系统功能。②黄色食物可以健脾，补充元气，进而缓解女性卵巢功能减退的症状。③绿色食物含有叶酸和多种维生素，能清理肠胃，防止便秘，且有利于备孕。

❖ 工作餐多样化：如果无法自己准备工作餐，那就要多花点心思了。遇到实在不喜欢吃的，挑有营养的食物吃，将营养缺乏的可能性降到最低。正餐之余，可以吃一些健康的小零食，不仅能补充能量，避免饥饿，而且还能补充备孕期间需要的多种营养素。

☹ NO

❖ 腌制食品：腌制食物时易产生亚硝酸盐，在体内酶的催化作用下，生成亚硝胺等致癌物质。

❖ 过度嗜辣：辛辣食物会引起消化功能紊乱。经常食用辛辣食物，容易出现胃部不适、消化不良、便秘、痔疮等症状。

❖ 隔夜食物：部分绿叶类蔬菜在煮熟后如果放置过久，所含的硝酸盐会还原成亚硝酸盐，有致癌作用。鱼和海鲜隔夜后易产生蛋白质降解物，会损伤人体肝、肾功能。

吃工作餐担心营养不够怎么办

现代人生活忙碌，许多备孕女性的工作餐都是在外用餐或选购外卖，但只要懂得掌握饮食的技巧，在外用餐的备孕女性也能兼顾营养摄取与便利。

菜色多变化准没错

备孕女性在选购外卖时，不妨每天更换不同店家或点选不同菜品，才能让饮食内容有较多变化，均衡摄取各类营养。

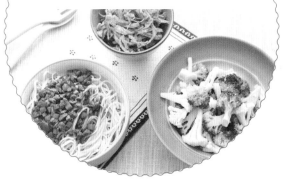

避免油炸油煎食物

建议在选购外卖时，以清蒸、清炖、水煮、卤的主菜为先，若真的无法避免油炸或油煎食物，可先将油炸外皮去掉再吃。

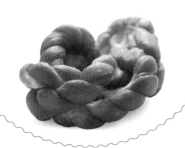

少盐少糖别忘记

吃太多盐和糖对备孕女性的健康和受孕不利。建议备孕女性应尽量挑选口味清淡的外卖。另外，常见的蘸料大多口味偏重，应该减少用量或不食用。

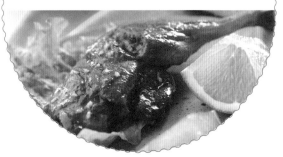

增加膳食纤维的摄取

在外就餐的备孕女性应该多挑选蔬菜类食物，或者请店家调整配菜内容，如果外食餐点的内容中没有水果，备孕女性也可以自行准备，搭配外卖吃也是不错的方式。

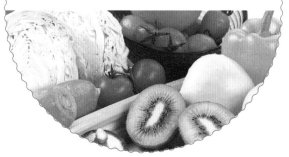

自带便当的优选食物

有的备孕女性可能担心外面的食物或工作餐不够卫生和营养，选择自己带便当。可是自带午餐带什么好呢? 哪些不应该带? 毕竟不是做好马上就吃，有些问题还是需要备孕女性注意一下的。

饭盒里应该装的食物

水果(水果制品)、米饭、牛肉、豆制品、各种非绿叶蔬菜(蔬菜食品)等。

便当盒里首先要装些水果，在午餐前半小时食用。

然后是主食——米饭或面食，提供身体所需的能量。

含优质植物蛋白的豆制品，以及含矿物质丰富，含脂肪少的肉类，如牛肉、鸡肉等，营养更全面。

蔬菜中，丝瓜、藕等含膳食纤维较多，除此之外，还可以选择芹菜、蘑菇、萝卜等。

饭后，最好喝点酸奶促消化。

饭盒里不该装的食物

鱼、海鲜、绿叶蔬菜、回锅肉、肉饼、炒饭。

不要带鱼和海鲜，因为经过一上午的时间，食物中的营养成分流失比较严重，气温高时还容易腐败变质。

不要带绿叶蔬菜，烹饪过度或放的时间过长，会使蔬菜发黄、变味、营养流失、产生亚硝酸盐。

回锅肉、糖醋排骨、肉饼、炒饭等最好别带，因为它们所含的油脂和糖分较高，长期食用容易发胖。

补充钙质，孕期不抽筋

钙是人体必需的常量元素，钙离子有助于神经、肌肉的兴奋和神经中枢的传导，并且对人体激素的分泌起着决定性的作用。因为怀孕后要供给孕妈妈和胎宝宝两个人的钙，所以备孕时期一定要保证钙的摄入量，预防孕期抽筋。

家常食物中的钙来源

在补充钙质的过程中，应以科学理性的态度，正确合理地补充钙质。盲目补钙会导致钙的摄入量超标，反而影响备孕女性的身体健康。所以最好能在日常饮食中多摄取含钙量丰富的食物进行钙质的补充。

蔬菜类：油菜、白菜、芹菜、菠菜、荠菜等；肉类：羊肉、鸡肉、猪肉等；水产品：金枪鱼、鲤鱼、虾等；奶类及奶制品：牛奶、奶酪等；豆类及豆制品：豆浆、豆腐等。

奶酪烤鸡翅	燕麦南瓜粥	豆腐油菜

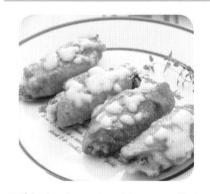

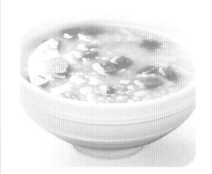

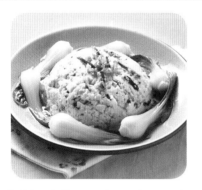

原料： 奶酪 50 克，鸡翅 4 个，黄油、盐各适量。

做法：

1. 将鸡翅洗净，并在鸡翅上划几刀，用盐腌制 2 小时。
2. 黄油融化在锅中，放入鸡翅。
3. 用小火将鸡翅煎至熟透，然后将奶酪擦成碎末，均匀撒在鸡翅上。
4. 待奶酪完全变软，关火装盘即可。

原料： 燕麦 50 克，大米 40 克，南瓜 1/4 个。

做法：

1. 南瓜洗净削皮，切小块；大米洗净，浸泡半小时。
2. 大米入锅中，加适量水，大火煮沸后换小火煮 20 分钟。
3. 加南瓜块，小火煮 20 分钟后加燕麦，继续用小火煮 15 分钟即可。

原料： 油菜 250 克，豆腐 200 克，香菇、冬笋各 50 克，葱段、姜末、盐、香油各适量。

做法：

1. 香菇泡发，洗净，切丝；冬笋洗净，切丝；油菜洗净，焯熟。
2. 豆腐压泥，放香菇丝、冬笋丝、盐拌匀，蒸 10 分钟，油菜放周围。
3. 爆香葱段、姜末，加少许水烧沸，淋香油，浇汁即可。

骨头汤久熬或放醋都是不科学的

动物骨骼中的钙质多以一种结晶的状态存在，加醋和高温都无法有效提高钙的溶解度，反而会破坏骨头中的蛋白质，增加油脂的溶解度，影响骨头汤的营养和口感。

妇产科专家划重点

■ 含钙高的食物要避免与草酸含量高的食物一起烹调。
■ 骨头汤中肉的含钙量高于汤中的含钙量。

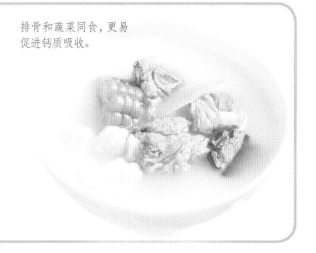

排骨和蔬菜同食，更易促进钙质吸收。

| 虾仁炒芹菜 | 三丝木耳 | 红烧带鱼 |

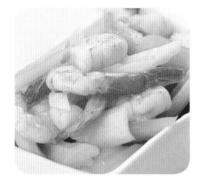

原料： 芹菜 300 克，虾 200 克，料酒、盐各适量。

做法：

1 芹菜去根，择去老叶，洗净，切段；虾洗净，去头，剥除虾壳，挑出虾线，留虾仁。

2 芹菜段在开水中焯烫备用。

3 油锅烧热，下虾仁翻炒，再加芹菜段翻炒，最后加料酒、盐调味即可。

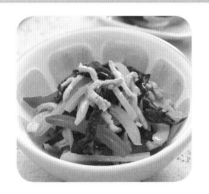

原料： 木耳 30 克，猪肉、黄椒丝红椒丝各 100 克，盐、酱油、淀粉各适量。

做法：

1 木耳泡发，洗净，切成丝；猪肉丝加入酱油、淀粉腌 15 分钟。

3 油锅烧热，放入猪肉丝快速翻炒，再将木耳丝、黄椒丝、红椒丝、一同放入炒熟，最后放盐调味即可。

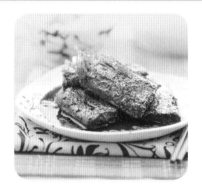

原料： 带鱼 500 克，面粉、鸡蛋液、姜末、盐、白糖、酱油、料酒各适量。

做法：

1 带鱼处理干净，切段，用料酒腌制。

2 鸡蛋液加面粉搅成面糊；带鱼裹面糊下油锅炸至金黄。

3 锅留底油，下姜末煸香，放带鱼段、盐、白糖、酱油和水，焖熟。

巧补铁，不贫血

铁在人体中的含量为 4~5 克，含量虽小作用却特殊。铁主要负责氧的运输和储存，参与血红蛋白的形成，帮助养分在备孕女性的身体内运输。充足的铁储备可以预防和治疗因缺铁引起的贫血，增加机体对疾病的抵抗力。

家常食物中的铁来源

食物中的铁分为血红素铁和非血红素铁。血红素铁主要存在于动物血液、肌肉、肝脏中。植物性食物中的铁均为非血红素铁，主要含在各种粮食、蔬菜、坚果等食物中。

蔬菜类：毛豆、豌豆苗、萝卜等；水果类：桑葚、葡萄、橘子等；谷类：小米、大米、玉米、高粱等。肉类：动物肝脏、动物血、牛肉、羊肉、猪肉等；水产品：鲫鱼、鲤鱼、虾等；豆类及豆制品：大豆、黑豆、红小豆、豆腐等；坚果及干果类：黑芝麻、榛子、松子等。

菠菜炒牛肉	豌豆炒口蘑	猪肝粥

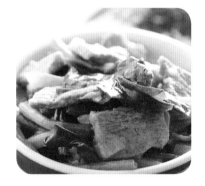

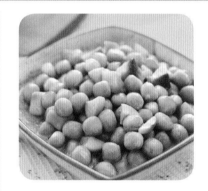

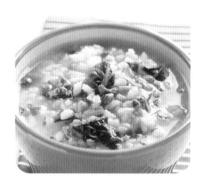

菠菜炒牛肉

原料：菠菜 200 克，牛肉 50 克，盐、淀粉、酱油、料酒、葱末、姜末各适量。

做法：

1 牛肉切薄片，加淀粉、酱油、料酒、姜末腌 10 分钟左右。

2 菠菜洗净后焯水切段。

3 油锅烧热，放姜末、葱末煸炒，放牛肉片、菠菜段，大火快炒至熟，最后加盐即可。

豌豆炒口蘑

原料：口蘑 100 克，豌豆 200 克，高汤、水淀粉、盐各适量。

做法：

1 口蘑洗净，切成小丁；豌豆洗净。

2 油锅烧热，放入口蘑丁和豌豆翻炒。

3 加适量高汤煮熟，用水淀粉勾薄芡，加盐调味即可。

猪肝粥

原料：鲜猪肝 20 克，大米、菠菜各 30 克，盐适量。

做法：

1 鲜猪肝洗净，切碎；大米淘洗干净。

2 菠菜洗净，切段，用开水焯烫。

3 将大米、菠菜段放入锅中，小火煮至七成熟。

4 放入猪肝碎，煮至熟透，加盐调味即可。

干货！

吃铁剂补铁有原则

　　如果医生根据备孕女性的身体状况开了一定量的铁剂的话，则应按医生所说剂量服用，另外还要坚持"小量、长期"原则，避免影响铁的吸收率或造成缺铁性贫血复发。

妇产科专家划重点

■ 饭后吃水果或喝果汁有利于促进铁吸收。

■ 用铁锅不能有效补铁。

■ 补铁的食物不要和钙片或者牛奶一起吃。

水果可以在饭后1小时吃。

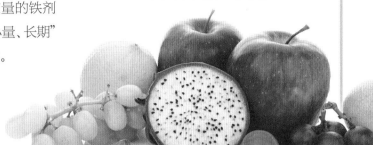

爆炒腰花

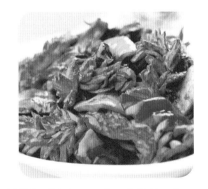

原料：猪腰400克，青椒片、红椒片、葱花、蒜蓉、姜末、料酒、盐、水淀粉、酱油各适量。

做法：

1 猪腰洗净，去筋膜，片成腰花，加酱油、水淀粉拌匀待用。

2 油锅烧热，加腰花爆炒，放入料酒、葱花、姜末、蒜蓉爆出香味，放青椒片、红椒片炒匀，水淀粉勾薄芡，待收汁后加盐即可。

青椒炒鸭血

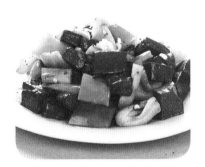

原料：鸭血100克，青椒150克，蒜、料酒、酱油、盐各适量。

做法：

1 鸭血和青椒洗净，切小块；蒜切末；鸭血在开水中氽一下去腥。

2 油锅烧热，倒入青椒块和蒜末；翻炒几下后倒入鸭血块，继续翻炒2分钟。

3 最后加入适量料酒、酱油、盐即可。

红枣枸杞粥

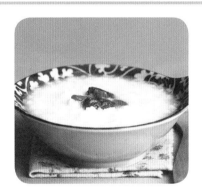

原料：红枣5颗，枸杞子15克，大米150克。

做法：

1 将红枣、枸杞子洗净，用温水泡20分钟。

2 将泡好的红枣、枸杞子与大米同煮，待米烂汤稠即可。

男性这样吃，提升精子活力

怀孕离不开优质的精子，所以在日常生活中，男性也要注意调整饮食，适量摄入有益的食物，增加自身性功能和生育能力，为备孕助力。

房事前不宜吃得太油腻

很多人喜欢在性爱前吃一顿浪漫的大餐。不过，性爱前摄入过多油腻食物的话，会极大地抑制睾丸激素的分泌，影响男性的勃起功能。性爱前喝点含碳水化合物的饮料，能迅速补充能量，保持勃起的持久。

有些食品可改善血液循环，使男性的勃起功能加强。如荞麦、燕麦、花生米、腰果、核桃、绿色蔬菜、根菜类、大蒜、人参、黄豆等，这些食物富含精氨酸，对改善男性性功能有好处，可以多吃。

备育男性要多吃蔬菜和水果

备育男性的营养问题同样重要。在保证摄入充足的优质蛋白质的基础上，也不要小看水果蔬菜。水果蔬菜中含有大量的维生素，是男性生理活动所必需的，每天吃蔬菜和水果可减慢性功能衰退，利于精子生成，提高精子活性。平时少吃一些肉，尤其是脂肪含量高的肥肉等，有利于保持理想体重，进而有利于睾丸激素水平的稳定。

常服用助阳药物的夫妻所孕育的胎宝宝，先天不足或畸形的可能性较大。

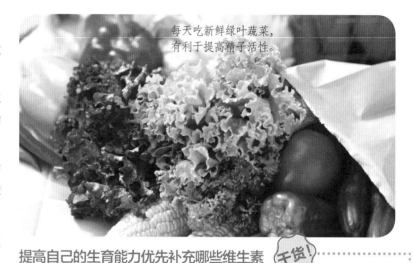

每天吃新鲜绿叶蔬菜，有利于提高精子活性。

提高自己的生育能力优先补充哪些维生素　干货！

在医生否定了助阳保健品之后，备育男性问的比较多的就是怎样健康地提高自己的生育能力。男性生育能力、精子活力与人体内的维生素 A、维生素 C、维生素 E 含量有关，男性可以适量补充这些元素。

维生素 A：提高精子活力

维生素 A 是生成雄性激素所必需的物质，一般正常成年男性，每天需要补充适量的维生素 A。

叶酸、维生素 C：增加精子数量

维生素特别是叶酸和维生素 C 可以增加精子的数量，并提高精子活力，减少精子受损的危险。因此专家建议，男性在备育时就应该多吃绿叶蔬菜、水果和粗粮。

维生素 E：可提高精子活性

维生素 E 有延缓、减慢性功能衰退的作用，还对精子的生成、提高精子的活性具有良好促进作用。

妇产科医生划重点：大多数男性保健类药物都含有助阳药，经常服用容易导致精子受损。

损害精子、影响男性性功能的食物

备育男性可以通过均衡饮食达到提升精子活力、增强性功能的目的，但是同时也应该注意避免食用一些有碍性功能的食物。

1. 烧烤油炸食物：这类食物中含有致癌毒物丙烯酰胺，影响精子生成，可导致男性少精、弱精。此外，油炸食物中的重金属镉直接对精子产生毒性，即使受孕也会影响胚胎质量，严重的还可导致畸形。

2. 莲子心：清心泻火，能降血压，有养神、安心、止汗的功能。但是莲子心中所含的莲心碱有平静性欲的作用，吃多了会降低性欲。

3. 芥菜：味甘，性辛，能利水化痰、解毒祛风，有消肿、醒酒的功效。但经常或过量食用芥菜，可抑制性激素的分泌，最终影响生育能力。

4. 芹菜：作为一种有药用价值的蔬菜，其降压作用广为人知。但过量食用芹菜会影响精子的生成，男性多吃芹菜会抑制睾酮(雄性激素)的生成，影响精子生成，最终导致精子数量减少，影响受孕。不过，芹菜的这种影响是可以逆转的，即停止食用芹菜几个月后，生精功能就会恢复正常。

5. 竹笋：其中含有大量草酸，可影响人体对钙、锌的吸收利用，缺锌可导致性欲下降、性功能减退。因此，男性不宜大量食用竹笋。

6. 鱼翅：研究发现，鱼翅含有汞或其他重金属的量均比其他鱼类高很多。而汞除了可能造成男性不育外，若人体内含量过高还会损害中枢神经系统及肾脏。所以备育男性不宜多食。

7. 菱角：可平息男女之欲火。《食疗本草》指出："凡水中之果，此物最发冷气，入冷藏，损阳，令玉茎消衰。"

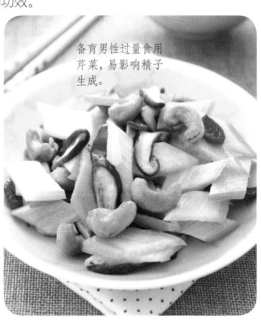

备育男性过量食用芹菜，易影响精子生成。

🍀 **备孕关键词——增强男性性功能的食物**

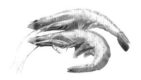

虾：提高精子的活力

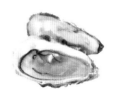

牡蛎：维持男性的生殖功能

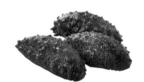

海参：补肾壮阳

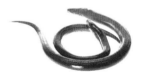

鳝鱼：利于精子的生成

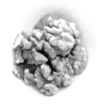

核桃仁：提高男性的生育能力

用"锌"提升精子活力

锌直接并广泛参与男性生殖过程中的多个环节，可以维持和助长性功能，提高精子数量，参与睾酮的合成，提高精子的活力。

家常食物中的锌来源

不论动物性还是植物性的食物都含有锌，但食物中的锌含量差别很大，吸收利用率也不相同。一般来说贝壳类海产品、红色肉类、动物内脏类都是锌的极好来源，干果类、谷类胚芽和麦麸也富含锌，而植物性食物含锌量较低。

肉禽蛋：牛肉、鸡蛋、动物肝肾等；海产品：牡蛎、虾皮、紫菜等；豆类及坚果：大豆、绿豆、花生、核桃、栗子等；五谷类：小麦、小米等；蔬菜水果：南瓜、丝瓜、胡萝卜等。

肉蛋羹	香菜拌黄豆	平菇牡蛎汤
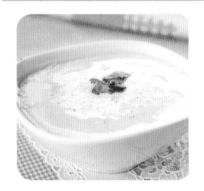	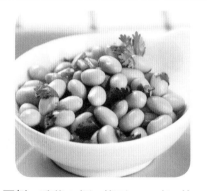	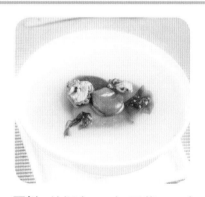

肉蛋羹

原料：猪里脊肉 60 克，鸡蛋 1 个，盐、香油、香菜末各适量。

做法：

1 猪里脊肉洗净，剁成泥。

2 鸡蛋磕入碗中，打散，加入和鸡蛋液一样多的凉白开水，再加入肉泥，加盐调味，朝一个方向搅匀。

3 上锅蒸 15 分钟。

4 出锅后，淋上一点香油，撒上香菜末即可。

香菜拌黄豆

原料：香菜 3 棵，黄豆 150 克，盐、姜片、香油各适量。

做法：

1 先将黄豆泡 6 小时以上。

2 将泡好的黄豆加姜片、盐煮熟，凉凉，盛出沥干水分，拣去姜片。

3 香菜洗干净，切段，拌入黄豆，加入盐、香油搅拌均匀即可。

平菇牡蛎汤

原料：牡蛎肉 50 克，平菇 100 克，紫菜 10 克，盐、料酒、姜末各适量。

做法：

1 牡蛎肉洗净；紫菜洗净，撕成小块；平菇洗净，撕成小朵。

2 锅中加适量水，加入平菇、紫菜块、牡蛎肉、姜末、料酒同炖成汤，最后加盐调味即可。

吃不下饭可能是缺锌

很多人在食欲不振的时候，会觉得是自己压力大，但是缓解压力之后情况并没有好转，这有可能是因为缺锌了。

妇产科专家划重点

■ 食用海鲜类食物后不要喝酒。

■ 姜可以有效地除去腥味。

■ 避免同时食用海鲜和新鲜水果。

■ 新鲜的食材用清蒸、白灼等方法烹饪可以提鲜。

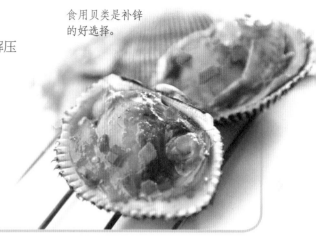

食用贝类是补锌的好选择。

葡萄干苹果粥	蛤蜊白菜汤	板栗烧牛肉

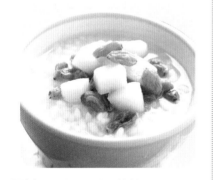

原料： 大米 50 克，葡萄干 20 克，牛奶 200 毫升，苹果丁 15 克，白糖、水淀粉各适量。

做法：

1 大米淘净，放锅内，加入牛奶和清水熬成稠粥，加入白糖拌匀。

2 葡萄干、苹果丁放入另一锅内，加清水和白糖烧沸，用水淀粉勾芡后浇在稠粥上。

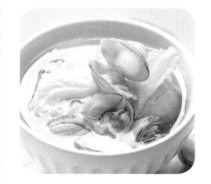

原料： 蛤蜊 250 克，白菜 100 克，姜片、盐、香油各适量。

做法：

1 在清水中滴入少许香油，将蛤蜊放入，让蛤蜊彻底吐净泥沙，冲洗干净，备用；白菜切块。

2 锅中放水、盐和姜片煮沸，把蛤蜊和白菜块一同放入。

3 转中火继续煮，蛤蜊张开壳、白菜块熟透后即可关火。

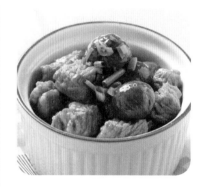

原料： 牛肉 150 克，板栗肉 6 颗，姜片、葱花、盐、料酒各适量。

做法：

1 牛肉洗净，余透，切块。

2 油锅烧热，下板栗肉炸 2 分钟。

3 锅中留底油，下入姜片和牛肉块、盐、料酒，加入清水。

4 沸腾后撇去浮沫，小火炖至牛肉将熟，下板栗，烧至肉熟烂、板栗酥时收汁，撒入葱花点缀。

适度补硒，有助男性健康

硒是影响精子产生和代谢的一系列酶的组成成分，同时具有增强精子活力和性功能的功效，一定程度上可以避免有害物质伤及生殖系统，维持精子的正常形态。

家常食物中的硒来源

一般来讲，动物性食物中的硒含量要优于植物性食物中的硒含量。不过，现在已经有硒营养强化的食物了，一般通过技术手段使食物中富含有机硒，有利于人体吸收，也更容易在体内形成硒储备，可以给备孕夫妻提供更多的硒来源。

海产品：牡蛎、虾、金枪鱼、沙丁鱼、海参等；肉蛋奶：动物肝脏、牛奶、鸡蛋、猪肉等；蔬菜类：大蒜、蘑菇、芦笋、洋葱、白菜、竹荪等；谷类：小麦胚粉、玉米面粉等；豆类及豆制品：红豆、绿豆、黄豆等；干果及坚果：花生、腰果等。

芦笋番茄	洋葱炖羊排	小米海参粥

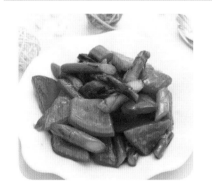 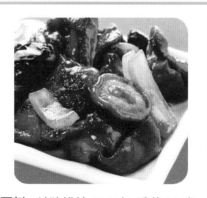 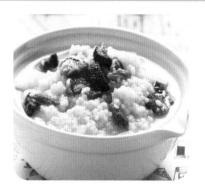

原料： 芦笋 6 根，番茄 2 个，盐、香油、葱末、姜片各适量。

做法：

1️⃣ 番茄洗净，切片；芦笋去硬皮、洗净，焯 2 分钟后捞出，切成小段。

2️⃣ 油锅烧热，煸香葱末和姜片，放入芦笋段、番茄片一起翻炒。

3️⃣ 翻炒至八成熟时，加适量盐、香油，翻炒均匀即可出锅。

原料： 羊肋排块 300 克，香菇 30 克，洋葱片 20 克，姜丝、料酒、盐、白糖各适量。

做法：

1️⃣ 将羊肋排块洗净，用料酒、盐腌制片刻；香菇泡发，洗净、去蒂。

2️⃣ 油锅烧热，下羊肋排块翻炒，加香菇、洋葱片、姜丝、白糖，再加适量水，煮开后改小火一起炖煮。

3️⃣ 待食材全熟时，加盐调味即可。

原料： 海参干 20 克，小米 80 克，枸杞子、盐各适量。

做法：

1️⃣ 海参干泡发，去内脏，洗净，切小段。

2️⃣ 小米淘洗干净，浸泡 4 小时，加适量水煮粥。

3️⃣ 待粥快煮熟时，放入海参段和枸杞子，小火略煮片刻，加盐调味即可。

补硒也要吃蔬菜、水果

　　肉类、蛋类和谷物中含有较为丰富的硒，但是吸收利用率较低，吃一些富含维生素 A、维生素 E 的蔬菜和水果能够提高人体对硒的吸收。

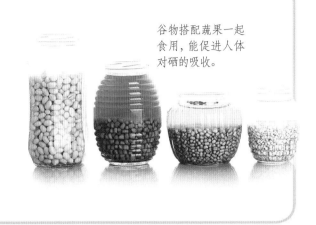

谷物搭配蔬果一起食用，能促进人体对硒的吸收。

妇产科专家划重点

■ 红豆速冻 2 小时后再煮会比较容易煮烂。

■ 竹荪宜用淡盐水泡发，并剪去菌盖头以去怪味。

■ 切洋葱的刀在冷水中浸一会儿，切时就不会刺眼了。

猪腰核桃黑豆汤

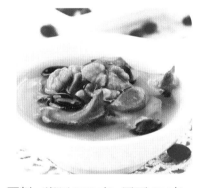

原料：猪腰 200 克，黑豆 15 克，核桃 2 个，料酒、盐各适量。

做法：

1 黑豆浸泡 2 小时；猪腰处理干净，切块；核桃去外壳，洗净。

2 锅中加适量水，放入黑豆、猪腰块、核桃仁，倒入料酒，大火煮开后改小火炖煮，待食材全熟时加盐调味即可。

紫苋菜粥

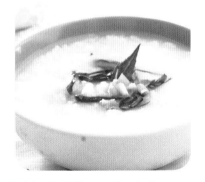

原料：紫苋菜 250 克，大米 100 克，葱花、香油、盐各适量。

做法：

1 紫苋菜择洗干净，切成细丝。

2 将大米淘洗干净，放入锅内，加清水适量，置于火上，煮至粥成时，加入香油、紫苋菜丝、盐，再煮半分钟，盛出撒入葱花即可。

蘑菇牛肉粒饭

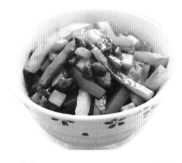

原料：米饭 200 克，牛腱肉丁 100 克，口蘑丁、洋葱粒、土豆条、胡萝卜丁、彩椒条各 30 克，盐、白糖、淀粉、酱油、料酒各适量。

做法：

1 牛腱肉丁加淀粉、料酒、白糖、酱油腌 10 分钟。

2 油锅烧热，倒肉丁炒至变色后，放入米饭外的其余材料炒匀。

3 炒熟后盛在米饭上即可。

孕前饮食"红绿灯"

很多不良的饮食习惯正在悄悄地影响着人们的健康，备孕夫妻在饮食上一定要注意，用科学的饮食调理身体，避开备孕时的饮食禁忌，为胎宝宝创造一个健康的环境吧！

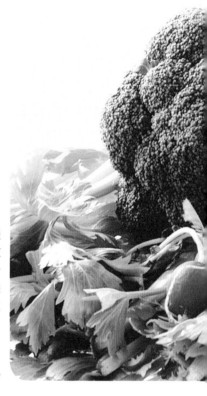

叶酸要吃，但不要神化其功效

孕前和孕早期补充叶酸对胎宝宝的发育至关重要，可以促进胎宝宝神经发育，所以备孕夫妻一定要重视。如果孕前忘了补充叶酸，也不用过于担忧，从发现之日开始补充叶酸仍然可以起到降低胎宝宝发育异常的风险。值得提醒的是，孕前和孕早期补叶酸可大大降低神经管畸形儿的发生率，但不是绝对不会发生，因为胎宝宝神经管畸形还与遗传、环境污染、病毒感染等其他因素有关。

偶尔一天忘吃了也没关系

只要备孕女性连续摄入叶酸，且在日常饮食中注意多吃绿叶蔬菜，就不会明显缺乏叶酸，偶尔一天忘了吃也没关系。

孕前 3 个月补叶酸

叶酸是在绿叶蔬菜、谷物和动物肝脏中发现的一种 B 族维生素。人体自身不能合成叶酸，必须经食物或药物补给。

孕前补充叶酸，可降低胎儿神经管畸形的发生概率，并降低胎宝宝眼、口唇、心血管、肾、骨骼等的畸形率。之所以要在孕前补充叶酸，是因为叶酸在进入体内后，至少经过 4 周时间才能作用于身体，而在孕前 3 个月补充叶酸，正好可以影响受精卵，保证早期胎宝宝神经系统的正常发育。因此，最好提前 3 个月开始补充叶酸。

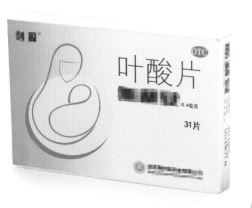

叶酸每天宜补充约 0.4 毫克

孕前每天应摄入约 0.4 毫克的叶酸，怀孕后每天应摄入约 0.6 毫克。但无须整个孕期都服用叶酸。

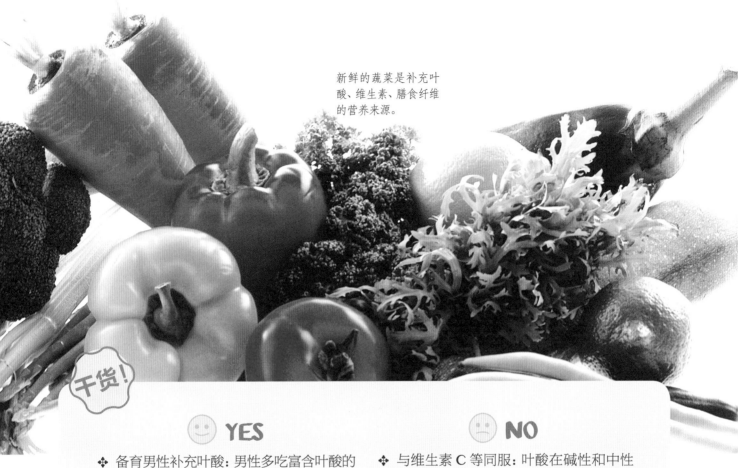

新鲜的蔬菜是补充叶酸、维生素、膳食纤维的营养来源。

干货！

😊 YES

❖ 备育男性补充叶酸：男性多吃富含叶酸的食物，可降低染色体异常的精子所占的比例。

❖ 孕前 6 个月停服避孕药：怀孕前长期服用避孕药、抗惊厥药等，可能干扰叶酸等维生素的代谢。

❖ 服用小剂量叶酸增补剂：备孕女性服用的叶酸增补剂每片中含叶酸 0.4 毫克，而市场上有一种专门用于治疗贫血用的叶酸片，每片叶酸含量为 5 毫克。购买时一定要注意查看叶酸含量，准确购买。

🙁 NO

❖ 与维生素 C 等同服：叶酸在碱性和中性环境中更利于吸收，而在酸性环境中不稳定。维生素 C、维生素 B_2、维生素 B_6 等服用后会形成酸性环境，所以，叶酸不宜与它们同服。

❖ 同食辛辣刺激或油腻食物：补充叶酸时没有很大的忌讳。但是一般医生会建议不要同时服用辛辣刺激或油腻的食物，因为这些食物会干扰叶酸的吸收。

❖ 喝茶：吃叶酸时最好不要喝茶，因为茶叶中的鞣酸会破坏体内的叶酸，导致药效流失。

补叶酸这样吃

人体内的叶酸总量为 5~6 毫克，但人体并不能自己产生叶酸，只能从食物中获取，以达到补充身体所需要的叶酸。

家常食物中的叶酸来源

许多食物都含有丰富的叶酸，在备孕期间，备孕夫妻可以适当吃一些含叶酸丰富的蔬菜、水果等，从日常饮食中获取天然叶酸。

蔬菜：莴苣、菠菜、番茄、胡萝卜、龙须菜、西蓝花、油菜、小白菜、扁豆、豆荚；新鲜水果：橘子、草莓、樱桃、香蕉、柠檬、桃子、杏子、杨梅、酸枣、石榴、葡萄等；豆类、坚果类食品：黄豆、豆制品、核桃、腰果、栗子、杏仁、松子等；谷物类：大麦、米糠、小麦胚芽、糙米等。

| 橘子苹果汁 | 栗子排骨汤 | 油菜香菇汤 |

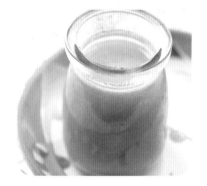

原料：橘子 1 个，苹果半个，胡萝卜半根，蜂蜜适量。

做法：

1 将以上食材切块，加适量蜂蜜放入榨汁机中。

2 加适量温开水榨成汁饮服。

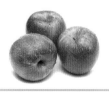

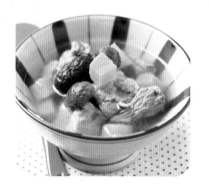

原料：鲜栗子、红薯各 100 克，排骨段 500 克，红枣 3 颗，姜片、盐各适量。

做法：

1 鲜栗子煮熟，捞出去皮；红薯去皮切块。

2 排骨段入沸水余烫，捞起，冲净。

3 将所有的食材放入锅中，加水没过食材，以大火煮开，转小火继续煮约 60 分钟，加盐调味即可。

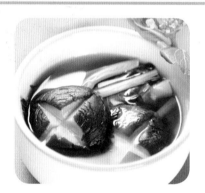

原料：油菜心 150 克，香菇 3 朵，鸡油、盐、香油各适量。

做法：

1 将油菜心洗净，从根部剖开；香菇泡发，洗净，切十字刀备用。

2 将鸡油烧至八成热，放入油菜心煸炒，之后加入适量水，放入香菇、盐，用大火煮几分钟。

3 最后淋上香油即可。

干货！

改变烹饪习惯，减少叶酸流失

叶酸具有不稳定性，遇光、遇热易失去活性，蔬菜储藏两三天后叶酸会损失 50%～70%，不当的烹饪方法会使食物中的叶酸损失 50%～95%。

妇产科专家划重点

■ 柑橘类水果食用过程中叶酸流失少，是补充叶酸的首选。

■ 买回来的新鲜蔬菜不宜久放。

■ 蔬菜类尽量不要用来煲汤。

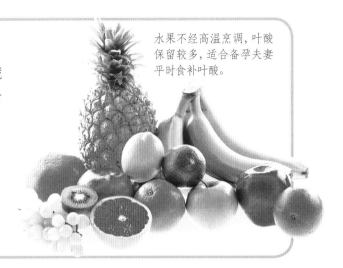

水果不经高温烹调，叶酸保留较多，适合备孕夫妻平时食补叶酸。

芝麻圆白菜	鸡丝芦笋汤	豆角焖面

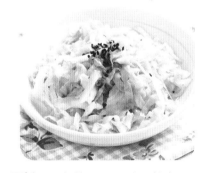

原料： 圆白菜心 350 克，芝麻 30克，盐适量。

做法：

1 将芝麻拣去杂质，用小火慢炒至发香，出锅凉凉。

2 圆白菜心洗净，切成丝。

3 油锅烧热，先投入圆白菜丝炒1 分钟，加盐调味，再用大火炒至菜熟透发软，起锅装盘。

4 最后撒上芝麻，拌匀即可。

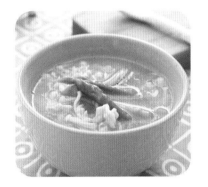

原料： 芦笋 5 根，鸡胸肉 200 克，金针菇 50 克，鸡蛋清、高汤、淀粉、盐、香油各适量。

做法：

1 鸡胸肉切丝，用蛋清、盐、淀粉拌匀腌 20 分钟。

2 芦笋洗净切段；金针菇洗净。

3 鸡肉丝用开水烫熟，沥干。

4 锅中放高汤、鸡肉丝、芦笋段、金针菇同煮，熟后加盐、香油。

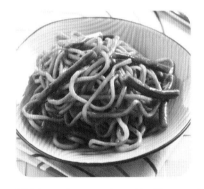

原料： 面条 200 克，豆角段 100 克，肉末 50 克，葱末、姜丝、酱油、盐各适量。

做法：

1 油锅烧热，爆香葱末、姜丝后放入肉末、扁豆，加酱油翻炒至扁豆呈翠绿色，加适量水。

2 开锅后把面条均匀松散地码在扁豆上，盖锅盖小火焖几分钟。

3 扁豆熟软时关火，放盐拌匀。

按时吃饭是基本要求

备孕中的夫妻需要按时吃饭，这对宝宝未来的健康很重要。很多人白天不按时吃饭，到了晚上吃一顿大餐，这会导致代谢紊乱，空腹血糖水平升高，胰岛素反应时间延长；长期不按时吃饭，可能会导致糖尿病；晚上人体活动减少，新陈代谢速度减慢，会造成脂肪在人体内的蓄积，长此以往，就会引发肥胖。吃饭不规律，最容易损害胃，降低人的抵抗力。

当人感到饥饿时，胃里其实早已排空，此时胃液就会对胃黏膜进行"消化"，容易引起胃炎和消化性溃疡。过于饥饿，还会引发低血糖，甚至引起昏迷、休克。不按时吃饭，血糖含量偏低，便会感到倦怠、疲劳、脑力无法集中、精神不振、反应迟钝。尤其是长期不吃早餐会使胆固醇、脂蛋白沉积于血管内壁，导致血管硬化。食物在胃内的停留时间为四五个小时，因此一日三餐的安排是符合人体需要的。为了下一代的健康，按时吃饭，吃好一日三餐，非常关键。

爱吃肉的备孕夫妻应该多吃一些绿叶蔬菜、水果和粗粮等食物，有助于形成碱性体质。

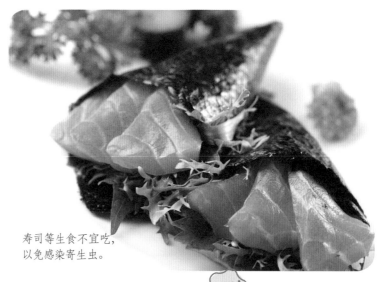

寿司等生食不宜吃，以免感染寄生虫。

我不挑食，但为什么还缺乏营养 干货！

很多备孕夫妻觉得自己吃得很好，不会营养不良。其实长期不良的饮食习惯也会对备孕夫妻的身体健康造成影响，使夫妻受孕率降低，所以以下习惯一定要纠正。

不吃早餐

长时间不吃早餐对胃的伤害很大，而且没有足够的能量支持上午的工作或生活。所以无论时间多么紧张，早餐要吃好，既要可口、开胃，还要保证充足的热量和蛋白质，最好再喝上一杯鲜榨果汁。

晚餐太丰盛

晚餐吃得太好太多太饱，容易发胖，影响睡眠。晚餐要吃早一点，可以降低尿路结石病的发病率；多摄入一些新鲜蔬菜，尽量减少过多的蛋白质、脂肪类食物的摄入。

常吃生食

生鱼、生肉容易感染各种寄生虫，所以应尽量少吃。蔬菜凉拌前最好烫一下，肉要煮透。

妇产科医生划重点：备孕女性要保证脂肪的摄入量，否则会使体内脂肪缺乏，导致受孕失败或流产。

厨房卫生细节

抹布要及时消毒、更换

抹布使用完毕后，要用肥皂水洗净，晾在通风处。定期用沸水煮抹布 20~30 分钟，或放入微波炉内高温挡加热 1 分钟。

菜刀和砧板生熟分用

在切割生食时，食物中的细菌等会残留在菜刀和砧板上，若此后又用于切割熟食，细菌则会以菜刀和砧板为媒介直接感染熟食。

筷子要定期消毒

由于筷子经常使用，极易残留细菌、病毒，为此要定期消毒。筷子最好存放在通风干燥的地方，以防霉菌污染，放筷子的盒子也要定时清洗、消毒。

少喝或不喝饮料

女性过多饮用汽水，可造成体内缺铁而致贫血，不利于孕育。更不宜喝冰镇饮料，以防在不知道怀孕的情况下，诱发先兆流产或腹痛、腹泻。多数可乐型饮料都含有咖啡因，很容易通过胎盘的吸收进入胎宝宝体内，危及胎宝宝的大脑、心脏等重要器官。大多数饮料糖含量偏高，过多饮用可导致糖尿病、脂肪肝等代谢性疾病。

素食者孕前营养调整

素食者在营养上的主要问题是蛋白质、某些维生素和矿物质不足或缺乏。蛋白质由氨基酸构成，在人体所需要的 20 种氨基酸中，9 种是人体自身无法合成的。完全的素食中只能获取这类氨基酸当中的少数，所以素食者必须想办法尽量多摄入不同的食物。

素食者还容易缺乏维生素 B_{12}、维生素 D、铁、钙、锌，是孕前营养缺乏症的高风险人群，少数维生素和矿物质缺乏症已经被证明会延迟受孕，增大流产率，而且会导致胎儿先天缺陷。可以适当服用维生素制剂，这是比较可靠的办法。

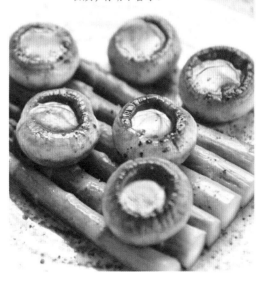

素食者多吃些菌菇类食物，可补充植物蛋白质，有助于备孕。

🍀 备孕关键词
——女性不宜多吃的食物

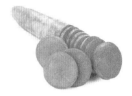

胡萝卜：如果女性孕前吃过量的胡萝卜，那么摄入的大量胡萝卜素会引起闭经和抑制卵巢的正常排卵功能。

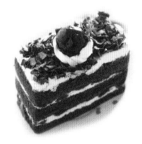

甜食：甜食含有高脂肪、高热量，常食甜食容易引起体重上升，增加患糖尿病、心血管疾病的概率，同时容易引起蛀牙，对怀孕不利。

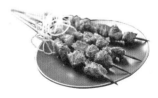

烤肉：烧烤食物有时火力不均，未烤熟的部分可能存有寄生虫，备孕期的女性如果吃下这样的烤肉，可能会感染弓形虫病，导致畸形儿、弱智儿。

孕前 3 个月加强营养补充

　　根据精子、卵子的发育规律，建议自孕前 3 个月起，备孕夫妻要做好平衡膳食营养、保持身心愉快、增强体质等准备工作。怀孕是一个特殊的生理过程，由于胎宝宝的生长发育使母体负担加重，在妊娠过程中，孕妈妈会遇到一些不同程度的功能或病理性问题。而且在妊娠期间，孕妈妈不仅要给腹中的胎宝宝供给养料，而且要为分娩和产后哺乳做好营养储备。因此，从怀孕前 3 个月开始，合理补充营养是十分重要的。

　　所谓合理补充营养是指饮食中有充足的热量供应，如蛋白质、矿物质、维生素等。怀孕前，备孕夫妻可多吃鸡、鱼、瘦肉、蛋类、豆制品等富含蛋白质的食品，同时还应多吃蔬菜和水果，以保证生殖细胞的发育，成功备孕。

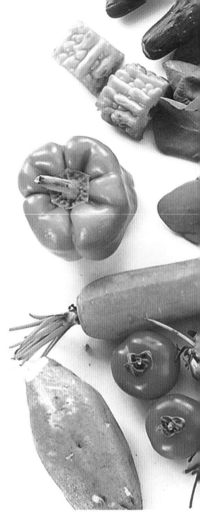

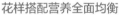

花样搭配营养全面均衡
大米与多种食物搭配可提高蛋白质的利用率，小米与豆类搭配可弥补赖氨酸不足，菜豆与肉类搭配可补充构成蛋白质必需的氨基酸等。

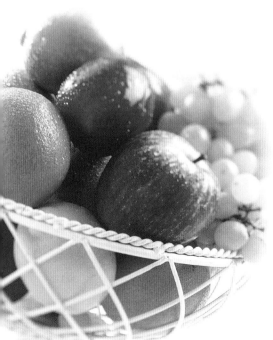

备育男性要多吃蔬菜水果

　　备育男性的营养问题同样重要。在保证摄入充足的优质蛋白质的基础上，也要注意多吃水果蔬菜。水果蔬菜中含有大量的维生素，是男性生理活动所必需的，每天吃适量的蔬菜和水果，有利于增强勃起功能，减慢性功能衰退，有利于精子的生成，提高精子的活性，延缓衰老。缺乏这些维生素，常会造成生精障碍。

　　男性多吃水果蔬菜，少吃一些肉，尤其是脂肪含量高的肥肉等，有利于保持理想体重，进而有利于睾丸激素水平的稳定。有研究表明，体重越重，睾丸激素水平越低。

食用水果要适量
过量食用水果，甚至把水果当饭吃之后，水果中的糖分和果酸会加重人体的代谢负担。

YES

❖ 水果或果汁：富含维生素 C，能减慢或阻断黑色素的合成，有美容、养生的作用。

❖ 坚果或瓜子：富含亚油酸、蛋白质、钙、铁、磷、维生素等多种营养成分，孕后能促进胎宝宝的大脑发育。

❖ 鱼片、牛肉干：富含蛋白质、铁、锌等，既能缓解饥饿，又能补充营养。

❖ 奶和奶制品：含有丰富的蛋白质、脂肪、维生素和矿物质，有利于补钙，食用方便，容易吸收。

NO

❖ 辛辣食物：辛辣食物会加重消化不良、便秘等症状。

❖ 高糖食物：经常食用高脂高糖食物可能引起糖代谢紊乱，成为潜在的糖尿病患者。

❖ 快餐：快餐里含有太多的饱和脂肪酸，容易导致胆固醇过高，危害心脑血管健康。

充足的维生素 C，有助增强免疫力

维生素 C 又称抗坏血酸，是人体必需的营养素。它的主要功效是抗氧化，增强身体抵抗力，可防治普通感冒；还能促进伤口愈合，加速产后恢复；降低血液中的胆固醇含量，减少脑血栓的发生率。此外，维生素 C 有助于铁的吸收，有助于备孕女性预防缺铁性贫血。

家常食物中的维生素 C 来源

补充维生素 C 的最好办法就是通过食补。事实上，许多食物中都含有非常丰富的维生素 C，一般而言，只要饮食均衡，无须额外补充 。

蔬菜类：菜花、辣椒、番茄、甘蓝、圆白菜、菠菜、土豆、苦瓜等；水果类：猕猴桃、橘子、柚子、柠檬、甜瓜、芒果、荔枝、石榴、木瓜、草莓等；坚果及干果：栗子、杏仁等。

番茄炖豆腐	糖醋莲藕	菜花沙拉

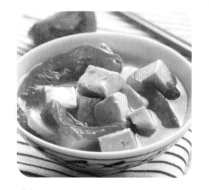 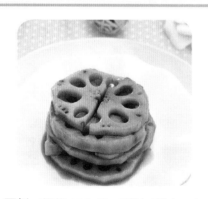 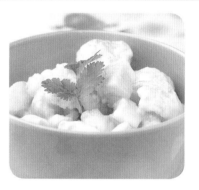

原料：番茄 2 个，豆腐 250 克，盐适量。

做法：

1 将番茄洗净，切块；豆腐冲洗干净，切块。

2 油锅烧热，放入番茄块，煸炒至呈汤汁状；放入豆腐块，加适量水，大火烧开后转小火。

3 小火炖 10 分钟后，大火收汤，加盐调味即可。

原料：莲藕 150 克，花椒、葱末、白糖、醋、料酒、香油、盐各适量。

做法：

1 莲藕去节，去皮，切成薄片，用水冲洗干净。

2 油锅烧热，放入花椒，炸香后捞出。

3 放入葱末略煸，倒入藕片翻炒。

4 放入料酒、盐、白糖、醋，继续翻炒；藕片熟透后，淋入香油即可。

原料：菜花 300 克，鸡蛋 1 个，酸奶 250 毫升，盐、柠檬汁、香菜叶各适量。

做法：

1 菜花洗净，切丁，加盐煮熟，沥干凉凉；鸡蛋煮熟，切成碎末；酸奶在冰箱内冻成半固体状态。

2 菜花丁与鸡蛋碎末拌匀。

3 酸奶中加入盐与柠檬汁，浇在食材上，最后用香菜叶点缀即可。

干货！

复合维生素不能取代蔬菜水果

　　复合维生素产品可以补充人体所需的维生素，但是它不能代替天然食物。

妇产科专家划重点

- 焯水凉拌可以保存更多的维生素 C。
- 蔬菜要先清洗再切。
- 烹饪时等蔬菜七八分熟时再加入盐。

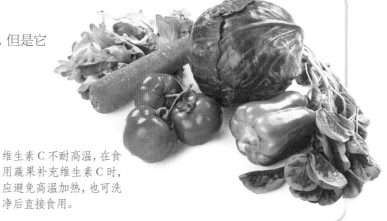

维生素 C 不耐高温，在食用蔬果补充维生素 C 时，应避免高温加热，也可洗净后直接食用。

果香猕猴桃蛋羹

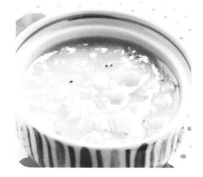

原料： 猕猴桃 3 个，鸡蛋 1 个，白糖、水淀粉各适量。

做法：

1️⃣ 猕猴桃去皮，1 个切丁，2 个用搅拌机打成泥；鸡蛋打散备用。

2️⃣ 将猕猴桃丁和泥一起倒入小锅中，加入适量清水和白糖，用小火边加热边搅拌，煮开。

3️⃣ 调入水淀粉，搅拌均匀，再将鸡蛋液打入，稍煮即可。

凉拌紫甘蓝

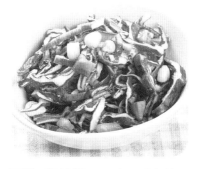

原料： 紫甘蓝 100 克，玉米粒、圣女果各 20 克，香油、醋、盐各适量。

做法：

1️⃣ 将紫甘蓝洗净，切丝，与玉米粒一同入开水中焯烫片刻，捞起沥干水分，放入大碗中。

2️⃣ 将圣女果洗净，每颗切成四小块，放入碗中。

3️⃣ 加香油、醋、盐，搅拌均匀即可。

苦瓜焖鸡翅

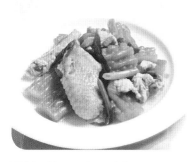

原料： 苦瓜 1 根，鸡翅中 5 个，盐、葱段、香油、红椒丝各适量。

做法：

1️⃣ 苦瓜洗净，去瓤，切块；鸡翅洗净。

2️⃣ 锅中加适量水，煮开后加入鸡翅焖煮至八成熟。

3️⃣ 加入苦瓜、葱段、红椒丝煮至熟烂，起锅前加盐调味，最后淋上香油即可。

生育助手维生素 E

维生素 E 能维持生殖器官正常机能、促进卵泡成熟，增加黄体酮，对于治疗不孕症及先兆流产都有很大的功效。同时维生素 E 还是重要的血管扩张剂和抗凝剂，可以改善血液循环，修复组织，抗衰老，促进正常的凝血，并防止贫血。

家常食物中的维生素 E 来源

蔬菜：紫甘蓝、南瓜、黄花菜、芹菜、蒜薹等；水果：苹果、红枣、桑葚、橘子等；谷类：小米、荞麦、玉米等；豆类及豆制品：大豆、黑豆、豆腐皮、腐竹等；坚果及干果：芝麻、松子仁、核桃、瓜子等；油类：玉米油、花生油、橄榄油等。

荞麦山楂饼	蒜薹炒山药	黄瓜芹菜汁
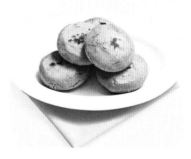	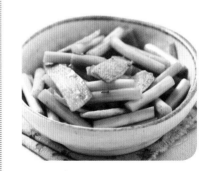	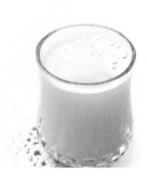

荞麦山楂饼

原料：荞麦面 500 克，山楂 200 克，陈皮、石榴皮、乌梅、白糖各适量。

做法：

1 陈皮、石榴皮、乌梅放入锅中，加水、白糖，煎煮半小时后滤渣留汁，凉凉。

2 山楂洗净煮熟，去核碾泥，备用。

3 荞麦面用陈皮、石榴皮、乌梅汁和成面团，包入山楂泥做成圆饼。

4 圆饼下油锅煎熟即可。

蒜薹炒山药

原料：蒜薹 200 克，山药 150 克，酱油、盐各适量。

做法：

1 蒜薹洗净，切段；山药去皮，洗净，切成片，用开水烫一下。

2 油锅烧热，放入蒜薹段煸炒 2 分钟，下山药片继续煸炒，炒至食材全熟，加酱油、盐调味即可。

黄瓜芹菜汁

原料：芹菜 100 克，黄瓜 1 根。

做法：

1 黄瓜洗净，切段；芹菜去根，去叶，洗净，切段。

2 将食材放入榨汁机中，加适量温开水，榨出汁即可。

干货！

维生素 E 不是孕前必服

　　孕前是否需要服用维生素 E 应根据个人的具体情况确定，不可自己随意滥用。建议备孕女性咨询医生后再做决定是否服用维生素 E。

妇产科专家划重点

■ 温盐水泡腐竹，腐竹更容易泡发。

■ 洗桑葚的时候加少量面粉更容易洗净。

■ 鲜黄花菜需焯水后浸泡 2 个小时以上再炒食。

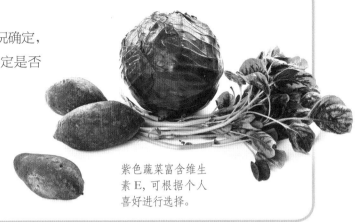

紫色蔬菜富含维生素 E，可根据个人喜好进行选择。

香煎三文鱼	黄花菜炒鹅肝	桑葚粥

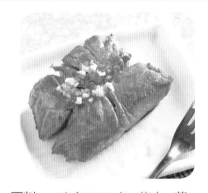 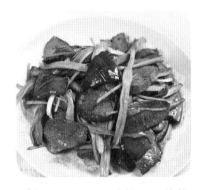 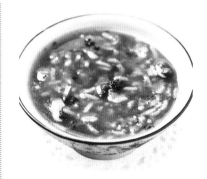

原料： 三文鱼 350 克，蒜末、葱末、姜末、盐各适量。

做法：

1️⃣ 三文鱼处理干净，用葱末、姜末、盐腌制。

2️⃣ 平底锅烧热，放入腌制入味的鱼，两面煎熟。

3️⃣ 装盘时撒上蒜末即可。

原料： 鹅肝 1 个，青椒、干黄花菜各 30 克，葱丝、盐各适量。

做法：

1️⃣ 将干黄花菜洗净泡发，切段；青椒洗净切块；鹅肝洗净，切片。

2️⃣ 葱丝煸香，放入青椒块。

3️⃣ 炒至青椒块成虎皮色后，将黄花菜段倒入锅中一起煸炒。

4️⃣ 最后将鹅肝片倒入锅中翻炒，临出锅时加盐即可。

原料： 桑葚 50 克，糯米 100 克，冰糖适量。

做法：

1️⃣ 桑葚洗净；糯米洗净，清水浸泡 2 小时。

2️⃣ 锅置火上，放入糯米和适量水，大火烧沸后改小火熬煮。

3️⃣ 待粥煮至熟烂时，放入桑葚，稍煮。

4️⃣ 放入冰糖，搅拌均匀即可。

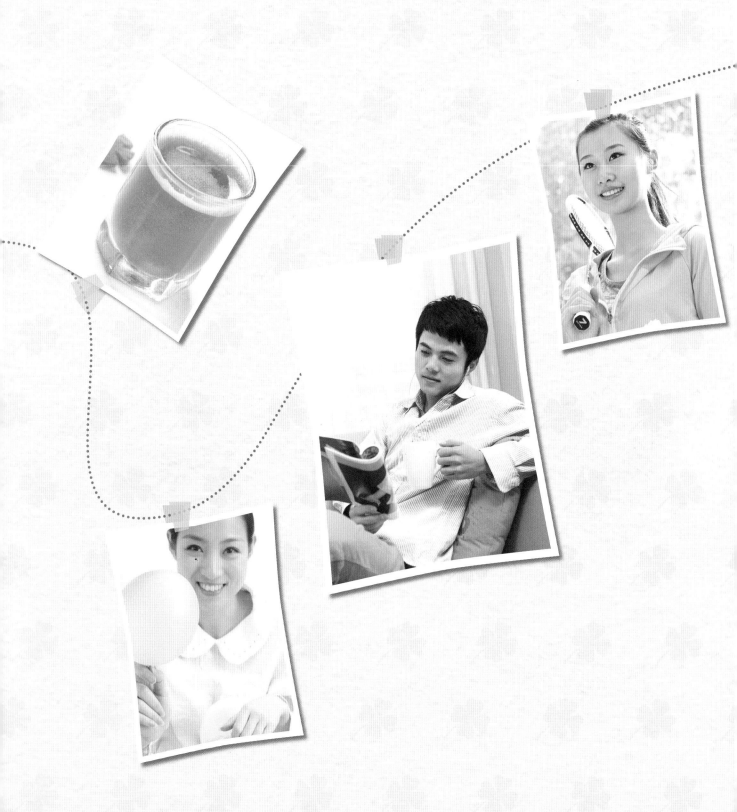

第六章

找出问题所在，
怀孕并不难

备孕很长时间依旧没有怀孕的夫妻，总是担心自己身体是不是有问题。其实，很多情况下暂时没怀上只是因为一些小毛病，无须过度担心，只要找出原因，对症治疗，一般都能够顺利怀孕。

怀不上，可能是这些原因惹的祸

其实不孕不育除了先天性的原因外，还有一部分是由于平时的一些不良习惯引起的。想要宝宝的备孕夫妻，只要平时稍加留心，就能远离不孕不育。

区分"不育症"与"不孕症"

人们常常将"不育症"和"不孕症"混为一谈，其实两者在医学上的定义是有所区别的。有说法称，若育龄夫妇婚后同居，未采取任何避孕措施，性生活正常，2 年以上仍未受孕，则可确定为不孕。而"不育症"则是指育龄夫妇结婚同居后女方曾妊娠，但均因自然流产、早产或死产而未能获得活婴者。由男方原因造成的不育症或不孕症一般将其统称为"男性不育症"。

长期不孕宜排查输卵管

输卵管是卵子和精子结合的场所及运送受精卵的通道，如果输卵管功能障碍或管腔不通，则可导致女性不孕。临床上可通过输卵管通畅试验了解输卵管腔通畅与否，常见的输卵管通畅试验有输卵管通液和输卵管造影两大类，备孕女性可根据自身情况和医生建议自行选择。

男性不育的原因

近几年男性不育患者越来越多，这一现象，给男性朋友带来了极大的困扰。那么，导致男性不育的主要原因究竟有哪些呢？

生精机能障碍

精子质量的好坏决定男性生育，如少精子症、精子畸形、无精子症、前列腺炎等。

输卵管造影检查时间在月经干净后的 3~7 天，过早可能造成人为子宫内膜异位，过晚可能造成检查结果不准。

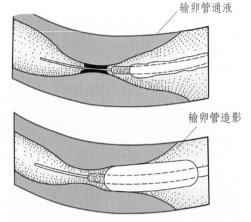

输卵管通液

输卵管造影

输卵管检查会不会对生育有影响 干货！

许多备孕女性在做输卵管检查时，会担心检查对自己的生育有影响，其实只要了解输卵管检查或诊断的原理，就能消除这些疑虑。

输卵管通液

输卵管通液是将生理盐水从子宫颈注入宫腔再到输卵管，根据流动速度和受到的阻力大小了解输卵管的通畅度。同时可使梗阻的输卵管恢复通畅。

输卵管造影

输卵管造影是指通过导管向子宫宫腔及输卵管内注入造影剂，利用 X 线透视及摄片，最终根据显影情况来进行诊断。输卵管造影准确率高。

妇产科医生划重点：虽然优先选输卵管造影检查，但是造影前需进行试剂过敏试验，过敏则必须选择输卵管通液。

输精管堵塞

输精管不畅也能引发不育，需及时治疗后再孕育。

不良生活习惯

男性不育很多时候并不是因为疾病，而是因为不良的生活习惯造成的。所以，要在日常生活中养成良好的生活习惯，避免不育症的发生。

女性不孕的原因

卵巢排卵障碍

卵巢难排卵或不排卵，会直接影响受孕。女性日常生活不规律，生活压力过大，精神紧张、过度焦虑、过度减肥等，都易引起雌性激素、孕激素等分泌减少，月经周期紊乱、月经量减少、排卵障碍。另外，大量饮酒，也会导致排卵障碍。

子宫体病变

一些不孕症是由子宫颈异常引起的。女性宫颈黏液分泌过少或分泌过稠，都会引起受孕困难；贫血、结核病、代谢性疾病等会导致子宫萎缩而引起不孕；慢性宫颈炎、子宫颈息肉、子宫肌瘤，会影响精子穿过而导致不孕；子宫先天性发育不良、子宫内膜粘连、子宫内膜炎、子宫位置异常、子宫内膜功能异常、子宫脱垂等疾病，也都会影响受孕。

输卵管异常

女性输卵管具有把受精卵运送到子宫腔的作用。当输卵管发育不全或输卵管发生炎症时，输卵管会闭塞。此外，阑尾炎术后或产后等所导致的继发性感染，有可能导致输卵管阻塞而造成女性不孕。这种情况在女性不孕症中占 20%~40%。

免疫异常因素

当男性精液内所含的多种蛋白作为抗原，在女性生殖道内产生免疫反应后会产生抗体，发生自身凝集，导致射出的精子无法穿过子宫颈口黏液。还有些女性血清中存在抗体，可防止精子穿透卵子，阻止受精，从而导致女性不孕。

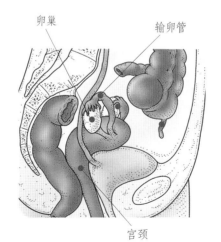

卵巢　　　　　　　　输卵管

宫颈

女性出现不孕，应着重检查卵巢、输卵管、宫颈等部位。

🍀备孕关键词
—— 防不孕饮食宜忌

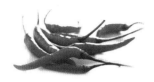

辣椒素会影响卵子与精子的质量，所以在备孕期间饮食应稍清淡。

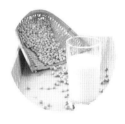

喝豆浆能够帮助女性补充雌激素，调节内分泌，有利于怀孕。

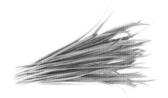

韭菜别名"起阳草"，备育男性可经常食用。

多囊卵巢并不可怕

多囊卵巢综合征是育龄女性常见的内分泌系统疾病，常表现为月经稀少、多毛、肥胖、不排卵、双侧卵巢多囊增大、不孕等症状。如果B超提示卵巢有多囊样改变，性激素报告中 LH/FSH[①]值大于3，同时出现月经不调或闭经的现象，就要考虑是不是患了多囊卵巢综合征。

注①：LH 指黄体生成素，FSH 指卵泡刺激素。

多囊卵巢综合征对自身的影响

月经失调：这是多囊卵巢综合征的主要症状。常表现为月经周期异常（35 日至 6 个月）或闭经，闭经前常有月经量过少或月经周期长。也可表现为不规则的子宫出血，月经周期或月经量不规律。

不孕：多囊卵巢综合征最显著的特征是无排卵。由于没有排卵，所以卵巢只分泌雌性激素和雄性激素，而不分泌孕激素。雌性激素刺激子宫内膜增生，而孕激素使子宫内膜发生分泌反应。如果子宫内膜长期受雌性激素的作用而无孕激素的作用，就会发生子宫内膜增生和子宫内膜癌。另外，多囊卵巢综合征患者因为不能排卵，所以无法自然怀孕，是最常见的不孕症患者。

多毛和顽固性痤疮：高雄性激素血症是多囊卵巢综合征的另外一个重要特征。患此症的女性会出现不同程度的多毛，以性毛为主，阴毛浓密且呈男性型倾向，延及肛周、腹股沟或腹中线，也有上唇细须或乳晕周围有长毛出现。

肥胖：患有多囊卵巢综合征的女性有 50% 以上属于肥胖者，且常呈腹部肥胖型。

黑棘皮症：阴唇、颈背部、腋下、乳房下和腹股沟等处皮肤褶皱部位出现灰褐色色素沉着，呈对称性，皮肤增厚，质地柔软。

影响容颜：患者多并发面部痤疮（粉刺疙瘩），出脓后会使面部落下永久瘢痕和麻子点，如果不及早治疗，以后治愈也无法挽回容颜。

妊娠并发症发生率高：一旦妊娠，子痫前期和妊娠糖尿病的风险会明显增加。

多囊卵巢综合征的病因

多囊卵巢综合征的病因和发病机制至今尚未定论，一些研究认为与以下几个方面有关。

1. 下丘脑—垂体—卵巢轴调节功能异常。

2. 胰岛素抵抗和高胰岛素血症。

3. 肾上腺功能异常。

4. 遗传因素，主要是跟内分泌因素有关系。

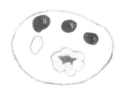

正常卵巢

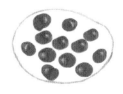

多囊卵巢

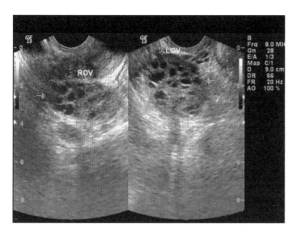

多囊卵巢综合征其实不难治

　　对于多囊卵巢综合征的治疗，一般是通过促排药物（如氯米芬）促使卵巢排卵，这对于轻度患者非常有效。但是，如果在进行药物治疗 3~6 个月仍然没有效果，就需要及时改变治疗方法。如果是病情非常严重，可以采用腹腔镜打孔手术，人工促排卵。不过，激素药物的过量使用对卵巢自身内分泌功能影响很大。多囊卵巢综合征患者的饮食宜清淡，忌辛辣食物，还要注意控制体重、进行体育锻炼。

养好卵巢，摆脱多囊卵巢综合征

　　生活调理：卵巢性不孕的女性患者，首先要注意生活方面的调理。注意休息，生活环境适宜，适当运动，不宜过度劳累。尤其是在长期的治疗中，应当劳逸结合、保持体力，饮食宜营养丰富，注意随天气变化增减衣服，避免被细菌、病毒等感染。

　　饮食调理：专家建议卵巢性不孕的患者，平时最好选择低血糖指数的食物。少吃含饱和脂肪酸与氢化脂肪酸的食品。饮食宜清淡，避免食用辛辣刺激的食物，合理的饮食习惯是辅助治疗的关键。

　　加强体育锻炼：有氧运动，瑜伽、游泳及健步走被认为是释放身心压力，保养卵巢及增加骨密度的重要方式。运动也要注意适量，不能太过劳累，以免引起其他不适。

　　心理调理：放松心情，增强自信心，耐心治疗。本病未经治疗的年轻女性患者，到中老年时患 2 型糖尿病的概率高。

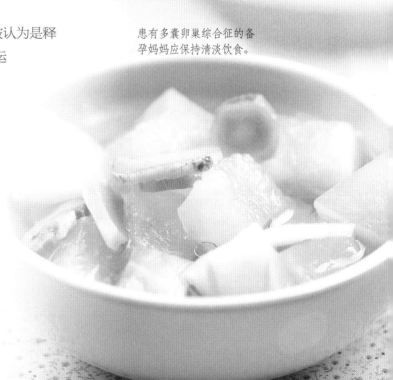

患有多囊卵巢综合征的备孕妈妈应保持清淡饮食。

别把痛经不当回事

对于患有痛经的备孕女性来说，每个月的那几天是非常难熬的日子，除了痛苦还担心影响怀孕。那么痛经影响怀孕吗？患有痛经的女性该怎样备孕呢？

原发痛经、继发痛经不是一回事

痛经分为原发痛经和继发痛经。原发痛经指从第 1 次来月经就一直是痛的，不是日积月累的过程，90% 以上的痛经都是这种类型。

继发痛经指有明确病因，因盆腔器质性疾病导致的经期腹痛，常在初潮后数年发生，如子宫内膜异位症。

继发痛经在表现上一般为以前不痛，现在痛了，还可能表现为渐进性的痛经，就是疼得越来越厉害。所以一定要知道自己是哪种类型的痛经。

原发痛经一般不影响受孕

原发痛经与子宫内膜分泌的前列腺素有关，女性经过妊娠，前列腺素释放逐渐减少，原发痛经的程度会越来越轻。

患有原发痛经的女性在日常生活中要注意卫生及保暖，不要吃生冷的东西。在月经期间要多吃一些温补的食物，如牛羊肉；还可以适当喝些米酒、曲酒等，有散瘀缓痛的作用；少吃寒性的食物，如鸭肉；还有一些刺激性的食物也尽量不要食用。

原发性痛经不会影响怀孕。

为了防经血侧漏，一直在经期穿紧身衣，会影响怀孕吗　干货！

有些女性在经期会穿紧身衣避免侧漏，这其实是不科学的，很可能会导致不孕不育。

子宫内膜异位症，是目前发病率非常高的一种疾病，产生这种病的主要原因之一就是经血逆流到腹腔引起子宫内膜异位，从而引起不孕。

女性经常穿紧身的内衣，特别在月经期，非常容易使经血流出不够顺畅，在脱穿时还会使盆腹腔压力突变，造成经血逆流，最后导致出现经期腰疼、腹痛症状，从而导致不孕症。

"生孩子后就不痛经了"的说法多是指原发性痛经，原因是前列腺素分泌过多，妊娠可改变激素分泌，对痛经有一定的改善效果，所以有此说法。

妇产科医生划重点：即使是原发性痛经，也不会遗传的，备孕女性不用担心会遗传给自己的女儿。

继发痛经有可能会影响怀孕

继发痛经又称为器质性痛经，是因为女性的生殖器官发生了病变引起的，很有可能会影响受孕，所以在孕前一定要治愈。因此，出现继发痛经后备孕女性一定要及时去医院查明原因，并听从医生建议对症治疗。

中医治疗继发痛经有一定的优势，往往是从根本上治疗引起痛经的疾病，只要能坚持，根治继发痛经也是有可能的。但是中医治疗见效相对较慢，所以很多人都不能持之以恒。

缓解痛经的方法

饮食疗法

痛经是妇科常见病，有不少女性都有痛经史，尤其以体弱、体寒、敏感体质的女性为多，从饮食上调理就可以见效，不必专门服药。

经前腹痛，可用红花、桃仁各 10 克及当归 15 克炖鸡汤，趁热吃肉喝汤。

经期腹痛，非常简便有效的食疗法就是喝些姜糖水。

如果腹痛且经血中带血块的女性，可用红枣、桂圆加少量黄酒煮汤喝，有活血化瘀暖腹的功效。

另外，有一些食物对缓解痛经非常有效。如牛奶有助于稳定情绪、放松肌肉、缓解疼痛；红豆薏仁汤也有助于缓解疼痛。

热敷

如果来月经时有痛经的情况，可以进行热敷，方法是：用毛巾浸温盐水热敷腹部，躺下休息，一般半个小时即可缓解疼痛情况。也可在腹部放热水袋进行热敷，可以缓解腹部的胀痛。这个方法对那些由于受寒身体虚弱、怕冷的女性非常有效。

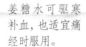
姜糖水可驱寒补血，也适宜痛经时服用。

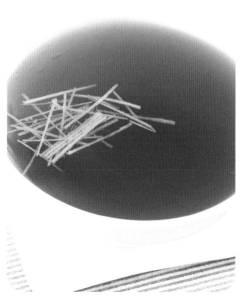

备孕关键词
——食疗缓解痛经

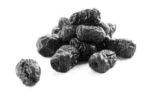
红枣（补铁补血）

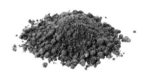
红糖（促进血液循环）

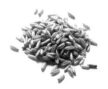
燕麦（镇静安神）

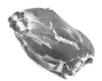
羊肉（温热滋补）

精子不好，坚持治疗就会好

在男性不育的情况中，与精子相关的问题占了很大比例，这多与不良的生活习惯有关，所以男性在平时就应养成良好的生活习惯，避免不育症的发生。

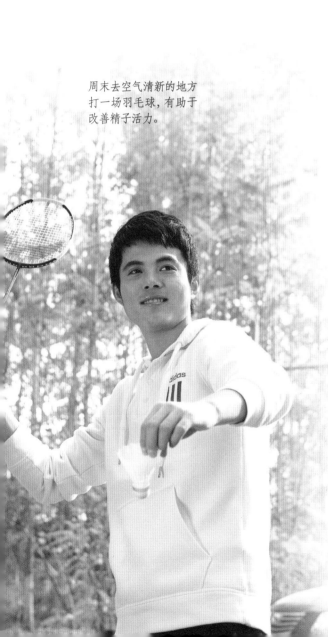

周末去空气清新的地方打一场羽毛球，有助于改善精子活力。

治好前列腺炎，好孕马上来

前列腺炎有尿频、尿急、尿痛、尿不尽和尿滴白等症状，如果不进行及时的治疗，其危害性还将进一步扩大。前列腺炎会引起男性的性功能障碍，还会影响精子的正常功能，间接地导致男性不育，给男性的生活和家庭带来诸多的困扰。

如果患了急性前列腺炎，应卧床休息三四天，大量饮水，忌饮酒和食用刺激性食物。可热水坐浴或会阴部热敷，并保持大便通畅。患病期间禁止性生活。慢性前列腺炎治疗周期稍微长些，需要 2 个月左右的时间。

合理运动有助于提高精子活力

对于男性来讲，适度锻炼能为孕育助力。运动能帮助男性减轻压力，因为当运动达到一定程度时，身体就会产生一种叫内啡肽的物质，这种物质会让人心情平和。一些缓和的、运动量适中的运动，如慢跑、游泳、打乒乓球等，都是不错的选择。

适量的健身运动可调节人体自主神经的功能，使男性体内雄性激素、睾酮含量增多，性欲大大增强，精子活力增强，数量增多。所以，合理的体育运动可大大地改善性生活的质量。但任何锻炼都要循序渐进，不要突然增加运动强度和时间，以免出现运动过量或运动损伤。

放下包袱轻装上阵，坚持就会成功

有些男性一旦发现是自身因素导致妻子不孕的，就会大受打击，精神不振。即便开始吃药治疗，也总是觉得压力大，情绪低落。其实应该放下包袱，积极治疗。可以设身处地地想，假如是自己的妻子有一些不孕的问题，自己是不是会鼓励她、安

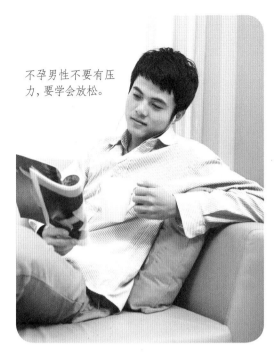

不孕男性不要有压力，要学会放松。

慰她呢？那么现在是自己的问题，自己是不是更应该主动治疗呢？还有一些男性可能因为一两个月的治疗没有见效便心灰意冷，其实治疗是需要坚持的。就精子问题来说，精子从生成到成熟整个周期是 3 个月，一般医生会建议吃两三个月药之后再复查，太早复查没有意义。所以要有点耐心，坚持治疗，才会有效果。

找个专业的医院很关键

治疗男性精子问题，找个专业的医院很关键。不管是看中医还是西医，都应该去正规专业的医院治疗。不要盲目听信各种秘方、偏方，因为每个人的体质不同，即便是别人用了有效的方子也不一定适用于自己。同时，若是有副作用或者耽误了病情，反而得不偿失。最好是自己去医院，直接听医生的指导。

"弱精男"也有春天

弱精症是指连续三次精液分析中前向运动的精子（a 级和 b 级）小于 50％或 a 级运动的精子小于25％，而精子密度及其他参数指标正常或基本正常的病症，又称精子活力低下。弱精症常见的原因有精液液化异常、精索静脉曲张、睾丸异常、生殖系统感染等。许多男性在检查精液过程中发现患了弱精症，此时不应该慌乱，应该听从医生的建议，通过积极的治疗来提升精子的活力。许多患者通过几个疗程的治疗都使精子活力达到了可以受孕的水平。所以，男性朋友发现弱精症及时治疗即可。

男性不宜延长射精时间

很多男性在进行夫妻生活的时候，都会延长射精时间，以便增加性生活的质量。实际上，长时间这样做会导致生殖器官严重损伤进而诱发不育症。

刻意延长射精易导致精液逆行，如果逆行至膀胱处，可能会引起膀胱炎、前列腺炎等疾病，还可能会在日常排尿时有明显的精液排出。

强忍不射精会导致生殖器官过分充血，进而导致神经系统障碍，使男性不能全身心地投入到性的享受中，时间一长，会使男性性欲降低，不利于男性性能力的充分发挥，并容易诱发性功能障碍。

强忍不射精还会引发生殖器官炎症，如果在射精时忽然中断，会导致性器官的血液流通减缓，容易诱发生殖系统感染性疾病和充血性疾病，比如慢性细菌性前列腺炎。此外，精囊持久充血，精囊壁上的毛细血管易破裂，进而引发血精症。

甲亢和甲减的女性看过来

临床上，很多女性都是在二十几岁就患上甲亢，这时是否适合怀孕就成了大问题。其实，备孕女性只要认真听取医生的备孕指导，并在怀孕期注意孕期检查，生下健康宝宝不是难题。

得了甲亢或甲减还能怀孕吗

许多女性可能在患病之初了解过，甲状腺疾病会影响怀孕，导致各种不良的后果，如流产、早产、胎儿畸形等，因此就非常害怕，担心不能生下健康宝宝。难道得了甲亢或甲减就不能怀上健康的宝宝吗？

答案是当然可以。甲亢是甲状腺功能亢进的简称，是由多种原因引起的甲状腺素分泌过多所导致的一组常见内分泌疾病。而甲减即甲状腺功能减退症，是甲状腺素缺乏引起的疾病。不管是甲亢还是甲减，只要通过治疗使甲状腺素保持在正常水平即可怀孕，备孕女性要有信心。

甲亢女性想怀孕，这么做

孕前检查要仔细

患有甲亢且正在治疗的女性或者有甲亢病史的女性应该在孕前检查时注意检查甲状腺功能指标是否正常，一般只有指标正常了，医生才会建议怀孕。

药物更换要及时

如果甲亢女性准备怀孕，医生一般会建议替换不会影响胎儿的药物进行治疗，若是怀孕后才发现的甲亢，则要咨询医生。一般情况下，怀孕后治疗甲亢不使用放射性元素治疗或手术治疗。

甲亢时患者代谢旺盛，不能为胎儿提供充足的营养，所以患有甲亢的孕妈妈们要多吃一些高蛋白的食物。

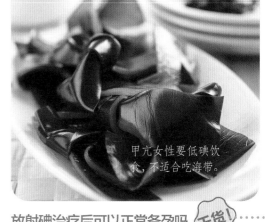

甲亢女性要低碘饮食，不适合吃海带。

放射碘治疗后可以正常备孕吗 干货！

有些患有甲状腺功能亢进的备孕女性听说"放射碘治疗不利于怀孕"，那么放射碘治疗后就不能怀孕了吗？

实际情况并不是这样的。放射碘对胎宝宝的生长发育确实有不良影响，所以妊娠期甲亢是严禁同位素碘治疗的。但是放射碘对卵巢功能是没有影响的，其放射作用会在半年后消失，所以备孕女性可以在停止放射碘治疗半年后再备孕。

不过由于放射碘治疗后发生甲减的可能性很大，因此一定要将自己的病史告知医生，密切监测甲状腺功能，发现甲减要及时治疗。

妇产科医生划重点：擅自减少药物的剂量或者是停用药物都不利于控制甲亢病情，这样反而可能会使甲亢加重。

低碘饮食需保持

一般甲亢患者在治疗期间都会遵照医嘱保持低碘饮食。在备孕阶段，普通女性可能会增加碘的摄入，但是甲亢女性一般建议继续保持低碘饮食，除非所在区域属于缺碘区域。

甲状腺功能检查要持续

在备孕阶段要注意持续检测甲状腺功能各项指标是否正常，出现异常需要按医生指导调整药物或药量，切勿自己调整药量或擅自停药。只要按时检查，监测身体各项指标，就能保证未来胎宝宝的健康。

甲减女性怀孕放轻松

孕前检查指标稳定

有的女性是在怀孕前就已经被确诊为甲减并持续服药，一般医生会根据备孕女性的身体状况提出备孕和服药的建议。

孕前饮食听指导

由于甲减有多种病因，所以饮食上要咨询医生的建议，切勿自行补充。一般要注意少吃高脂肪类食物和易引起甲状腺肿大的食物，多吃补血、高钙食品。

定期复查

与甲亢备孕女性一样，患甲减的女性也应按时定期复查甲状腺功能。需要指出的是，有些女性可能孕前并未查出甲减，但怀孕后出现甲减或亚临床型甲减，此时需在医生指导下尽快用药，调整体内甲状腺素水平，以免影响胎儿的甲状腺发育。另外，此类女性有部分在生产后甲状腺就会恢复正常，所以孕妈妈不必过于担心。

保持心情愉悦

有些甲减患者本身情绪容易低落、抑郁，其实患者应该保持心情愉悦，这样有助于缓解病情。

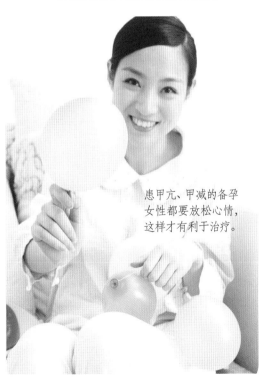

患甲亢、甲减的备孕女性都要放松心情，这样才有利于治疗。

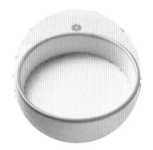

高蛋白食物

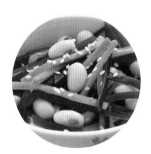

海产品

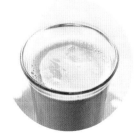

蔬果汁

有"三高"，备孕要注意什么

"三高"是高血压、高血糖和高血脂的简称，备孕女性若是本身患有"三高"中的一种或多种疾病，备孕时就需要格外留心。但是也不用过度担忧，只要积极治疗，在病情稳定的情况下备孕，同时注意定期检查，怀孕不是难事。

高血压，控制好就能怀上

患高血压的女性在怀孕前，首先要经医师检查血压高的原因，排除由于肾脏疾病或内分泌疾病所引起的高血压。只要是没有明显血管病变的早期高血压患者，一般都允许怀孕。

孕前控制血压很关键

孕前患有高血压的女性怀孕后易患子痫前期，且症状严重，多见于年龄较大的孕产妇。所以，在孕前就要把血压控制在正常范围内，备孕女性可以告诉医生自己有打算怀孕的想法，医生会将药物调整为适合孕妇使用的种类。

通过运动、饮食、调整心情来控制血压。在血压不是很高的情况下，注意通过适量运动、低盐饮食、调节情绪等方式来控制血压，避免过度劳累、睡眠不足。

慎重吃降压药

在备孕期间，若是血压控制得好，能够停服降压药，自然最好。

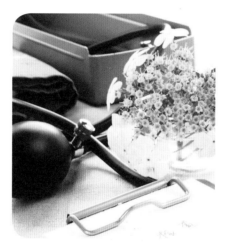

若是必须用药，一定要听医生的建议，使用适合孕妇服用的副作用小的药物。

定期测量血压

在备孕期和妊娠期，女性要定期测量血压，若情况严重，应及时就医。不过许多女性去医院测量血压总会比在家中测量的高，很有可能是心理紧张造成的，所以在医院测量时要注意放松心情。另外，在医院排队、缴费后，由于走动等因素也会引起血压波动，建议休息15分钟后再进行测量。

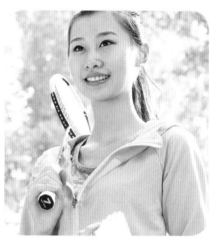

高脂血症，怀孕没那么可怕

了解高脂血症对怀孕的影响，但别自己吓自己。患高脂血症的孕妇发生妊娠糖尿病和妊娠糖耐量降低的概率增高，且患高脂血症的产妇出现羊水过多、胎儿宫内窘迫的概率也明显增多。但是这只是与健康孕妇相比，某些妊娠期并发症出现的可能性增大，但不一定就会出现那么多并发症。许多患有高脂血症的女性都生下了健康的宝宝，所以要对自己有信心。

产前检查做仔细

建议患有高脂血症的女性在孕前做详细的产前检查，如肝功能、身体质量指数评价等，医生会根据检查结果指导患者饮食和运动。经过治疗和调理后，可在医生指导下怀孕。另外，有高脂血症病史的女性在产检时应和医生沟通，必要时检测血脂情况。

饮食控制很关键

尽量避免高胆固醇饮食，增大运动消耗，大多数高脂血症患者都能停药后怀孕。

糖尿病，也可以怀上健康宝宝

树立信心

在夫妻双方都有糖尿病的情况下，遗传率为5%~10%。所以，即便患有糖尿病，女性也要有充分信心，相信自己能够生下健康宝宝。

孕前控制糖尿病

糖尿病一般在孕早期（怀孕的前3个月）对孕妈妈及胎儿影响较大，所以多数医生建议患糖尿病的备孕女性至少在糖尿病得到良好控制3个月之后再怀孕。同时，最好保持较好的肾脏和血压水平。

适当控制饮食

摄入热量要适宜，避免摄入过多的糖分，含糖量较高的水果也要慎重食用，同时要保证维生素、钙和铁的摄入。

胡萝卜含有促降糖物质，是备孕夫妻控制血糖的好食材。

降糖药换成胰岛素

目前常用的降糖药可通过胎盘进入胎儿体内，对胎儿影响较大，所以建议想要怀孕的女性选择胰岛素治疗。如果在口服降糖药期间意外怀孕，一定要及时更换药物，并检查胎儿是否受影响。

密切监测血糖

本身患有糖尿病的女性在妊娠期患并发妊娠高血压疾病的概率会增大，所以应该在备孕期及孕期都及时监测血糖浓度，在医生的指导下服药。

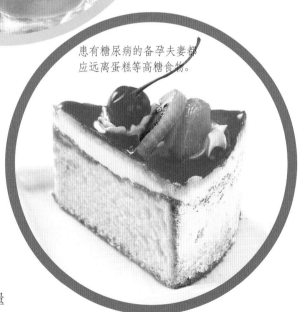

患有糖尿病的备孕夫妻都应远离蛋糕等高糖食物。

备孕先暖宫，不做"冷"美人

"宫寒"简而言之就是"子宫寒冷"，这并不是一种疾病。宫寒虽然不代表"不孕"，但是受孕较难，即使受孕也容易流产，所以最好及早治疗。

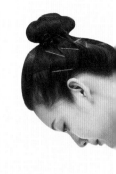

宫寒的症状

肥胖：许多女性臀部大、腿肥胖，究其原因除了不注意饮食运动等因素外，还要考虑到宫寒。因为子宫一旦寒冷，缺少热量，就需要借助周围的脂肪"取暖"。

月经异常：宫寒会直接影响女性的生理期。通常表现出的症状有：小腹疼痛、坠胀、寒凉，月经量少、经血色深或色淡、有血块，乳房胀痛，呕吐，胃部不适等。

小腹不适：除了经期，宫寒的女性在平常也会感觉到小腹阵痛、发凉等不适症状。

身体状况不佳：面色无光、暗黄、没有精气神，手脚易冰凉，小便频繁，白带异常，性欲减退，常常觉得嘴里没有味道。

不是所有的痛经都是宫寒
宫寒对女性最大的影响就是在月经和孕育方面，但是有了痛经等症状未必会是宫寒，可能是肾虚、冲任失调，或者与湿热、瘀血等相关。

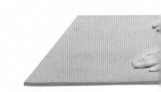

宫寒容易引起的妇科病症

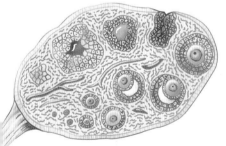

子宫疾病：子宫疾病是较为常见的女性妇科疾病。通常指子宫出现炎症、肿瘤等异常症状。代表性疾病有：子宫内膜炎、子宫肌瘤等疾病。

输卵管疾病：输卵管疾病包括输卵管炎症、输卵管子宫内膜异位症等多种类型疾病。具体来说，输卵管疾病可能会导致输卵管功能异常。

卵巢疾病：卵巢疾病包括卵巢炎症、卵巢肿瘤等多种类型疾病。当卵巢功能异常时，就可能导致排卵不规律，从而影响到怀孕。

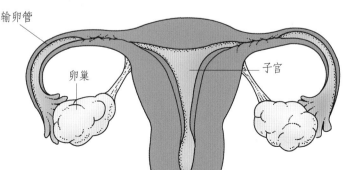

输卵管

卵巢

子宫

此"子宫"非彼"子宫"
宫寒是中医学上的一个概念，但是中医所说的"子宫"与西医所指的子宫不同，它的范围包括子宫、卵巢等多种器官，因此会对生育产生较大的影响。

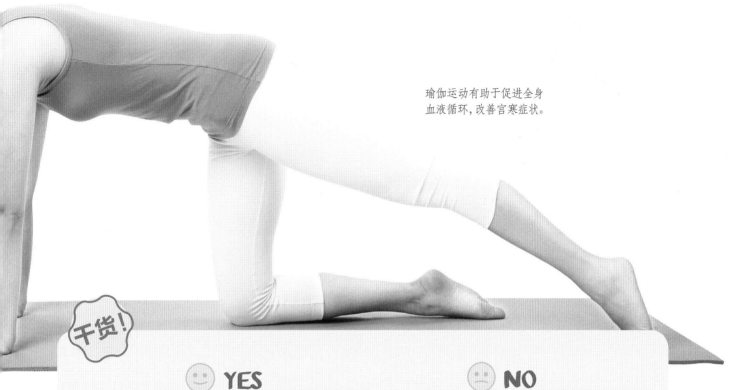

瑜伽运动有助于促进全身
血液循环，改善宫寒症状。

干货！

☺ YES

❖ 快步走："动则生阳"，快步走是极简便的办法，可疏通经脉、调畅气血、改善血液循环。

❖ 饮食调理：不要贪凉，不要吃过多的寒凉食物，平时也应该多吃一些补气暖身的食物。经期用红糖、艾叶煮水喝，以暖宫散寒祛瘀。

❖ 中药泡脚：艾叶、肉桂、花椒煮水，用以浸泡双脚，具有温肾散寒、温经通络之功效。

❖ 艾条温灸：艾条温灸是一种比较轻松的方式，每日用艾条熏烤气海穴（于正中线上，当脐下 1.5 寸处）和关元穴（于正中线下，当脐下 3 寸处）30 分钟，长期坚持就可以起到温暖子宫的功效。

☹ NO

❖ 快速瘦身：快速的瘦身会使身体内的水分和脂肪等能量在短时间内大量流失，这时，寒气极易侵入子宫。

❖ 肾虚：肾虚是导致宫寒的原因之一。肾虚会使身体虚弱亏损，阳气不足。

❖ 过度疲劳：身体过度疲劳或情绪波动较大都会损害体内阳气，子宫也会受此影响。

❖ 受凉：夏天（直）吹空调，肩膀或脖子受凉；穿低腰裤、短上衣，后背着凉；冬天穿超短裙，下肢寒凉；坐"冷"板凳，寒气将直侵子宫。

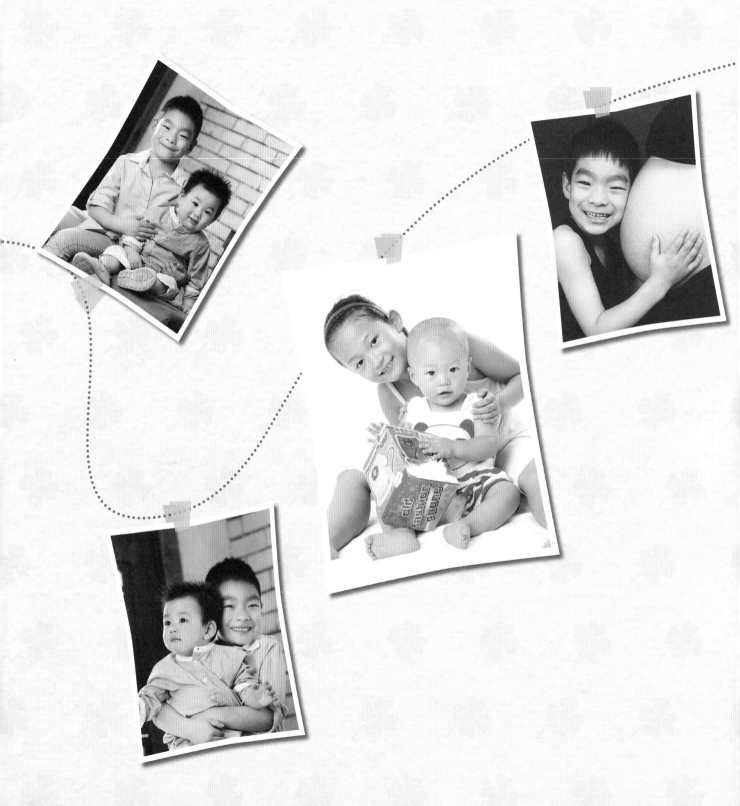

第七章

二胎妈妈、高龄备孕
不用愁

如今已经全面实施二胎政策，同时也有很多备孕夫妻已经加入了"高龄孕妇"的行列，有很多身体、心理甚至关于未来胎宝宝的健康问题是需要正确面对的，最好从孕前就开始做好各种准备。尽管已经有了第一胎的经验，但也绝不可掉以轻心、马虎大意，仍要注意、讲究，从某种意义上来讲，你依然还是"新手"。

备孕二胎，重温孕妈妈的小幸福

准备要二胎的夫妻要做好身体和心理上的准备，因为晚婚晚育，所以要二胎的时候年龄会稍大一些。除此之外，还要想到两个孩子的日常生活由谁来照顾等问题。

心理准备最重要

毋庸置疑，多一个孩子就会多一份责任和压力。面对孩子长大后的各种费用花销，爸爸妈妈们在准备怀孕前就要心中有数，而不仅仅是为了生育而生育，应尽量为孩子提供一个健康和谐的生活环境。

当然还会有其他因素给二胎家庭生活带来变化，比如二胎爸妈要平衡对两个子女的关爱，如何不因为孩子而影响生活等。打算生二胎的夫妻要做好孕前准备工作，对二胎带来的生活变化做好心理准备，以快乐的心情迎接二胎宝宝的到来。

备孕二胎更要重视孕前检查

如果孕妈妈已过生育的最佳年龄（25~35 岁），各脏器功能减弱，产生畸形胎的概率要远远高于适龄孕妈妈，孕前检查必不可少。对于以前有遗传性疾病的夫妻双方，怀二胎之前的检查更是非常重要。即使第一胎没有任何健康问题，再怀孕仍然可能导致疾病的遗传。

一些妈妈认为，生第一个宝宝前已经做过孕前检查了，备孕二胎就没必要再做检查了，这种想法是不对的。虽然每个人的血型是固定的，遗传性家族病的有无也是确定的，但其他项目的检查结果并不是一成不变的。

备孕二胎时的身体状况与备孕第一胎时往往有很大区别，特别是备孕二胎时如果年龄超过 35 岁，身体状况就明显比不上最佳生育年龄时的状态，孕后发生早产、妊娠糖尿病、子痫前期等问题的概率就会增大，分娩的风险也会较高。所以，备孕二胎更要重视孕前检查。

怀二胎最好在 35 岁前

随着女性年龄的增大，卵巢、输卵管、子宫这些具有生殖功能的脏器也会衰老，就像暴露在空气中的机器一样，随着使用频次的增多和时间的延长，会逐渐磨损、生锈或坏掉。而一些不良的生活方式（如抽烟、酗酒、熬夜、过度减肥等）、有害因素（如药物、放射线、有害气

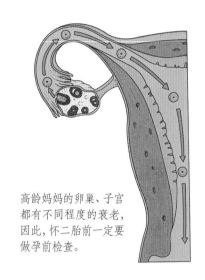

高龄妈妈的卵巢、子宫都有不同程度的衰老，因此，怀二胎前一定要做孕前检查。

体、化学污染、手术损伤等）和有害行为（多次人工流产）还会加剧损害它们的功能，加速它们的衰老，尤其是卵巢。

女性卵巢产生卵子的数量是有限的，40 岁之后的女人卵子数量减少，怀孕的概率会降低很多。

对每一位女性来说，年龄都是非常重要的因素，直接影响到是否能顺利怀孕及生育健康的宝宝。因此，建议最好在 35 岁前生二胎。

二胎孕前要治好这些病

经历过一次生产，身体情况会有所改变，在再次怀孕及生产过程中，发生严重不良后果的风险就会大大增加。如果你打算生二胎，一定要提前3个月到医院进行孕前检查。

贫血：怀孕前若发现贫血，要找出原因并进行针对性治疗。如果是缺铁造成的贫血，可以通过服用补铁剂或吃含铁丰富的食物来进行调养。在贫血症状基本改善后再怀孕。

高血压：如果患有高血压疾病，应该在孕前按医嘱进行治疗，等症状基本消失，血压也控制在了允许怀孕的水平后，方可怀孕。

肾脏疾病：如果有严重的肾脏疾病，是不宜怀孕的。如果症状轻，并且肾功能正常，那么在经过合理治疗，水肿、蛋白尿和高血压的情况等得到了很好的控制之后，可以怀孕。

其他疾病也会影响孕育，如心脏病、糖尿病、肝病等，必须经医生诊断后再怀孕。

高龄妈妈生二胎的风险

其实，无论是第一胎还是第二胎，超过35岁女性的生育能力都在逐年下降，生育风险逐年增大。

卵子老化：随着年龄的增长，女性的卵子也在"变老"，再加上环境污染、电磁波辐射、化学品等影响，高龄妈妈的卵子质量堪忧。卵子质量差会增加孩子出现健康问题的可能性。

疾病缠身难以再孕：35岁之后，正是女性容易被多种妇科疾病缠身的时候，子宫肌瘤、子宫内膜异位症、乳房肿瘤、卵巢囊肿等疾病都可能令高龄女性难以再怀上宝宝。

难产风险大：年龄过大，产道和会阴、骨盆的关节变硬，不易扩张，子宫的收缩力和阴道的伸张力也较差，可能导致分娩时间延长，容易发生难产。

流产可能性大：高龄生育时宫外孕、自然流产、孕期并发症等概率高。

胎儿出生缺陷概率大：研究表明，高龄产妇生出的孩子更易患唐氏综合征。孕妇年龄在20~24岁，孩子患唐氏综合征的概率为1/1400，但当孕妇年龄提高到40~45岁时，患病率提高到1/25。

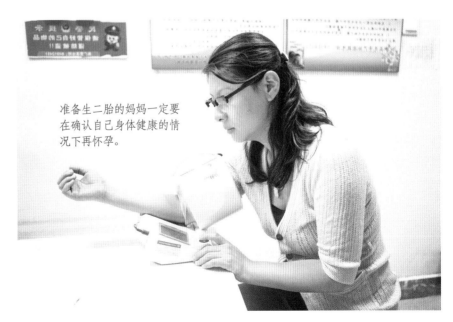

准备生二胎的妈妈一定要在确认自己身体健康的情况下再怀孕。

第一胎早产，多久可以怀二胎

早产后，子宫至少需要 3 个月的时间才能完全恢复，有些器官完全恢复可能还要更久一些，因此最好 1 年后再怀第二胎。为了预防第二胎再次早产，一定要做好孕前检查，了解可能引起早产的原因，以便采取相应的措施。

顺产后多久怀二胎

一般顺产后 1 年再怀二胎比较好，这样身体恢复状态更好。顺产对身体的伤害相对较小，如果没有侧切，子宫没有伤口，理论上是只要来了月经就可以怀孕了。但是从身体恢复来考虑，建议不要过快生二胎，因为身体和子宫都需要一个休息和恢复的过程，再加上一胎宝宝还需要人照顾，包括哺乳、日常护理等。

如果妈妈顺产后给一胎宝宝哺乳，那么最好要选择在宝宝断奶后再考虑怀孕，这样既利于身体更好地恢复，也有助于一胎宝宝能更好地生长发育。

剖宫产术后多久怀二胎

第一胎是剖宫产的妈妈，只要在第 1 次剖宫产过程中没有伤及卵巢、输卵管等组织，一般要避孕 2 年以上再考虑怀第二胎。

剖宫产术后过早怀孕，会使得剖宫产后子宫瘢痕处拉力过大，子宫有裂开的潜在危险，容易造成大出血。另外，剖宫产术后子宫瘢痕处的内膜局部常有缺损，受精卵在此着床时也不能进行充分的蜕膜化，或原本着床在正常的子宫内膜上，在发育过程中，滋养细胞扩张到蜕膜化不良的子宫内膜部位。

受精卵在剖宫产术后子宫瘢痕局部子宫内膜缺陷处着床时，

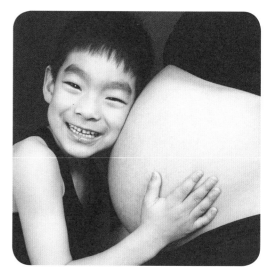

第一胎剖宫产，第二胎能顺产吗

如果孕妈妈孕育二胎时没有上次剖宫产的指征，那么第二胎是可以顺产的。如果在怀第二胎时出现以下几种情况之一，则需要选择剖宫产。

1. 第一胎剖宫产的指征依然存在，包括内外科并发症等。

2. 第二胎怀孕时有严重的产科并发症。

3. 第二胎怀孕时胎宝宝存在问题。

4. 第一胎剖宫产的子宫切口愈合不良。

5. 第二胎怀孕在阴道分娩试产过程中需紧急进行剖宫产手术。

无论什么状况，妈妈都不要自作主张选择分娩方式，要听医生的建议，根据实际情况来选择最恰当的分娩方式。

如果有想要二胎的念头，最好在第一胎时就做好决定，为生育二胎留下余地，减轻二胎妈妈的负担。

妇产科医生划重点： 想生二胎的备孕女性最好在备孕前到正规医院做个孕前检查和咨询。

极易发生胎盘植入。所谓胎盘植入，就是胎盘生长到了子宫肌层，分娩后胎盘不能娩出，极易发生产后大出血，甚至导致子宫被切除。如果受精卵着床在子宫下段，将来可能发展为前置胎盘，也可发生早中期妊娠的胎盘植入，因此剖宫产妈妈最好术后 2 年再怀孕，不可过早怀孕。

大宝多大后要二胎好

大宝和二宝相差几岁比较好？这个问题没有标准的答案。年龄相差不大有好处，年龄相差较大也不是坏事，这全看父母的理解和需要。

相差一两岁

相差一两岁最大的好处就是可以一块儿玩耍，不会孤单。不过两个小家伙也会经常为了争抢同一个玩具而争吵，所以在添置物品时，必须要准备两件一模一样的，避免孩子争吵。

相差 3 岁左右

这种情况对妈妈的身体影响较小，大宝的自理能力也大大提高，妈妈的精力可以更多地分配在其他地方，相对来说是比较合理的。

相差 6 岁左右

年龄相差比较大时，他们的能力和兴趣几乎没有任何交集，有时大宝还会觉得二宝是个"捣蛋鬼"。不过随着两人的感情日益加深，大宝会担负起做哥哥姐姐的责任，开始逐渐成为妈妈的小帮手，照顾弟弟妹妹。

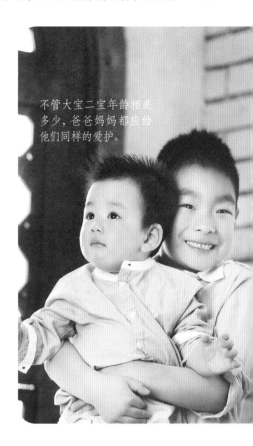

不管大宝二宝年龄相差多少，爸爸妈妈都应给他们同样的爱护。

🍀 **备孕关键词**
　——加强健身

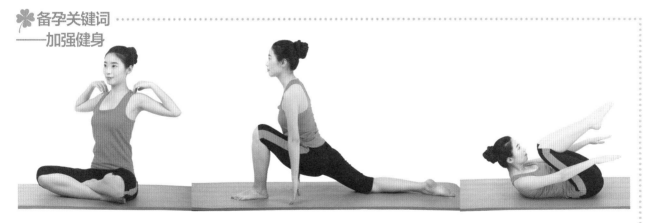

胸部运动：胸部运动能更好地促进产后的体态恢复，提高肺活量，增强心脏摄氧能力以及更好地保持身体姿态。

腿部训练：强健的腿部肌肉能帮助大腿在孕期更好地支撑身体，保证孕期体重增加后的正常生活。腿部训练能提高肌肉柔韧性，提升血液回流能力，减缓下肢水肿状态，从而提高整体身体机能。

腹部训练：腹肌锻炼能使骨盆保持在正确的位置，确保胎宝宝的安全。盆腔内小肌肉力量及控制能力的提高，有助于顺利生产，以及生产后性功能的恢复。

做好大宝的思想工作

准备要二胎的时候，爸爸妈妈也要特别询问一下大宝，他的意见对二胎计划也有重要影响。那么爸爸妈妈如何安抚大宝的情绪，怎样让大宝乐于接受家里新成员的到来呢？

让大宝"释怀"再怀孕

排斥要弟弟妹妹的大宝一般都会认为，有了弟弟妹妹，爸爸妈妈就不会再爱他（她）了。父母想生二胎，孩子有排他情绪都是正常反应。现在的独生子女从小被"4+2"包围，习惯了以自我为中心。所以，父母首先要和孩子沟通，告诉他（她）为什么要再生一个孩子，并让大宝明白，即使有了弟弟或妹妹，对他的爱也不会减少。

和大宝分享妈妈的怀孕经历

怀孕后，妈妈会表现出各种不适症状，身体也会发生变化，例如孕吐、肚子隆起等，把怀孕期间妈妈身体出现的任何变化都和大宝分享一下，告诉他这是弟弟或妹妹已经到来的征兆。妈妈不妨

告诉大宝：你也是这样在妈妈肚子里面长大的，而在妈妈肚子里面的弟弟或妹妹，已经等着与你见面了，

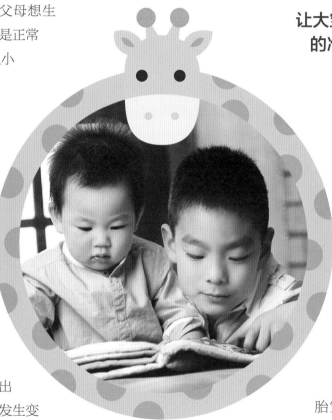

等再过几个月我们就可以见到他了。同时，让大宝观察妈妈的肚子变化，有胎动时，不妨让大宝俯在妈妈的肚子上，去感受一下新生命的力量。这都是很好的生命和爱的教育。

让大宝参与各项迎接新宝宝的准备

生二胎前在给未来的弟弟或妹妹取名时，最好也要让大宝参与，并让大宝说出自己的想法，可以让大宝帮忙给二宝取个乳名。这是很尊重大宝的方式，而大宝也会因为即将成为哥哥姐姐而感到兴奋和充满期待。另外，在日常生活中，如果谈话涉及胎宝宝，最好别叫"宝宝"或想好的名字，而是把胎宝宝称呼为"（大宝的乳名）的弟弟或妹妹"。

为新生儿准备物品时，可以把大宝穿的衣物整理出来，告诉他：这些以前都是你的，你现在穿太小了，能让给未来的弟弟或妹妹

穿吗？若大宝对某件小衣服舍不得，不妨让他保留着。当然，若爸爸妈妈能动员大宝"割爱"分享出自己最爱的一件玩具就更好了。若是大宝不愿意则不要勉强，避免大宝认为自己喜欢的东西被"抢"走。爸爸妈妈要尊重孩子的物品所有权。

用父母的手足之情感染大宝

爸爸妈妈若有兄弟姐妹的话，不妨多和大宝讲讲兄弟姐妹间的故事，让他期待自己有弟弟或妹妹的生活。例如妈妈和妈妈的弟弟小时候一起玩，玩了什么游戏，好开心！爸爸和爸爸的妹妹一起上学，一起放学，回家后爸爸给妹妹准备好吃的饺子，妹妹吃得可香啦！这些小故事中不经意透露出来的手足之情，能让大宝认识到兄弟姐妹之间的爱和欢乐，期待自己也有弟弟或妹妹。

营造欢迎弟弟妹妹的家庭氛围

想要生二胎，家人之间的工作也需要做好。爸爸妈妈应和家中长辈亲人传达生二胎的想法，并请求支持。若是有些亲人不赞同生二胎，

那么要在生二胎前少让大宝接触这些亲人。因为生二胎需要一个良好的家庭氛围，若亲人不停地在大宝耳边说："妈妈再生一个弟弟或妹妹，就不喜欢你了，不要你了！"这样的言语对宝宝有莫大的刺激和误导，会导致大宝对弟弟或妹妹产生排斥甚至敌对情绪，以后多半会争宠吃醋，不利于家庭团结和睦。

生二胎前，家长要和大宝灌输这样的观念："你马上就有一个弟弟或妹妹了，所以你要变成强大的哥哥或姐姐，这样便可以保护他，不让别人欺负他！""别人家都没有妹妹啊，我们有一个呢，她会像个跟屁虫一样跟在你后面，骄傲地说'我有哥哥（姐姐）''哥哥（姐姐）最棒！'""等有了妹妹，你就不会觉得无聊啦，不用总想着去小朋友家玩啦，可以和妹妹一起玩……"这些言语的感染力很强，不仅能让大宝意识到拥有弟弟或妹妹的好处，还能勾起他作为哥哥或姐姐的保护欲。

养育两个宝宝的麻烦事

可能许多人会想象，两个孩子应该是相亲相爱、其乐融融的。可是你知道吗，他们还会争吵、打架，会联起手来和爸爸妈妈作对，会把家里闹个天翻地覆……爸爸妈妈，你们做好准备了吗？

做出更大的牺牲

两个孩子的妈妈几乎很难有自己的时间，即使有老人帮忙，也会很忙碌，当然这段时间不会持续太久，大概在孩子三四岁时就会有所改善。除了时间上不自由，形象上的改变也是一个问题。

妈妈在怀二宝前，身材可能已经恢复得很好，时不时地还去做美容、烫头发，改善形象。可是怀了二宝后，直到生完很久，妈妈的形象可能都很难再恢复到原来的样子。因此，备孕二胎的妈妈需要提前将这些问题考虑清楚。

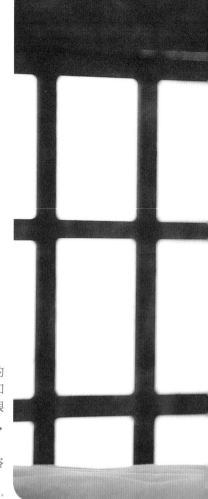

以最好的心态，做最坏的打算

准备成为二胎爸妈的夫妻要练就好坚强和耐心。接下来不仅要跟两个孩子"斗智斗勇"，还要体察孩子的感受，成为他们的专属心理咨询师。

二宝爸，你准备好了吗

相较只有一个孩子时，爸爸需要更多地参与照顾孩子，特别是老大。撇开替妈妈分担照顾孩子的重担原因，孩子越大，就越需要爸爸。对于3岁以上的宝宝来说，爸爸的吸引力正在与日俱增。他们发现与妈妈温暖怀抱不同的是，爸爸似乎更有趣，更会玩，更能像一个伙伴一样陪他们疯跑疯闹……如果老二到来时，老大正处于这个阶段，那么爸爸对老大的陪伴就是给妈妈很好的支持了。

做好沟通的桥梁

爸爸不只是大宝的偶像、伙伴，还要做大宝和还未到来的二宝沟通的桥梁，用身边的事、看到过的故事开解大宝，让他也同你们一起期待二宝的到来。

让大宝参与到二宝的孕育、出生中来，更有利于两个孩子感情的建立。

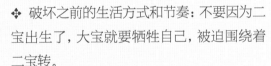

YES

❖ 参与二宝的出生：父母需要在第二个孩子出生之前就做好铺垫工作，让大宝有充分的心理准备。

❖ 差异化教育：大宝、二宝在性格特征上会有些不一样，父母要因材施教。

❖ 鼓励积极表现：当两个孩子之间有一些积极的互动和表现的时候，父母要表扬鼓励。

❖ 创造互动和交流的机会：不管年龄相差多大，都要尽量让两个孩子一起玩，不要隔断他们。

NO

❖ 破坏之前的生活方式和节奏：不要因为二宝出生了，大宝就要牺牲自己，被迫围绕着二宝转。

❖ 干预孩子之间的冲突：当两个孩子出现矛盾的时候，父母不要立马就参与进去，让他们学会解决兄弟姐妹之间的争吵甚至打闹。

❖ 随便比较：不要把家里的孩子跟别人家的孩子拿来作比较，自己家里的孩子也不要随便比较，谁比谁表现好并不重要，重要的是每个人都做最好的自己。

一不小心就高龄了，如何备孕

　　有些女性可能因为各种原因错过了最佳生育年龄，想要宝宝的时候已经成了高龄备孕女性。不过高龄女性只要科学备孕，做好孕前检查，同时放松心情，也一样能怀上健康的宝宝。

什么是高龄妊娠

　　医学上认为，年龄超过 35 岁怀孕就可以称为"高龄妊娠"。研究表明，与适龄妊娠的女性相比，高龄妊娠发生各种疾病的概率增加了 2~4 倍。从女性的生理规律来说，生育能力最强是在 25 岁，过了 30 岁以后就开始缓慢下降，35 岁以后迅速下降，44 岁以后有 87% 的女性已经失去了受孕能力。

决定要宝宝就不要再拖延

　　随着年龄的增长，工作压力越来越大，而夫妻间的关系又恰恰处于平淡期，性生活缺少激情，数量和质量都有所下降，这些因素都会降低高龄备孕女性怀孕的概率。因此生殖系统没有任何问题的夫妻，在做出要孩子的决定后就不要再拖延下去了，否则身体的组织不断地在老化，卵子的活力也越来越低，直接影响受孕和胚胎的质量。

　　试管婴儿成功与否与产卵数及卵子质量有关，如果决定做试管婴儿，也要趁早。

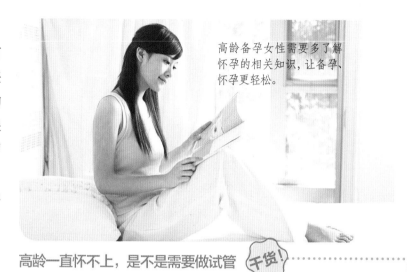

高龄备孕女性需要多了解怀孕的相关知识，让备孕、怀孕更轻松。

高龄一直怀不上，是不是需要做试管 干货！

　　年龄偏大的备孕女性在努力一段时间之后没有结果就会着急，担心自己已经无法孕育了。虽然理论上女性生育能力过了 30 岁以后就开始缓慢下降，但是，高龄就真的怀不上吗？有必要做试管婴儿吗？

年龄不是唯一的标准

　　怀孕受多方面因素的影响，本质上只要能够排出健康的卵子，受精卵能够在子宫内正常着床，就能怀上，所以年龄并不是衡量不孕的唯一标准。

不同原因，不同选择

　　部分难以受孕的高龄女性可以通过门诊促排卵、人工授精等方式辅助怀孕，而试管婴儿主要针对输卵管阻塞、子宫内膜异位症、不排卵、子宫畸形、男方精子少弱等。

缓解压力，不要紧张

　　有的高龄女性越是急着怀孕，越是迟迟不见动静，所以高龄女性要消除不必要的压力，以乐观的心态迎接宝宝的到来。

妇产科医生划重点：高龄女性备孕前最好做个生育力评估，包括女方卵巢、输卵管情况，男方的精子状况等。

高龄妈妈需注意的事项

如果你不小心成了高龄产妇，那就要比年轻妈妈更加细心地进行孕前准备。下面几种方法可供高龄备孕女性作为参考之用。

孕前检查

准备怀孕的高龄女性，除了要进行心、肝、肾等常规检查，还要重点检查生殖系统。

提前 3 个月口服叶酸

服用叶酸可以避免胎宝宝神经系统发育疾病。如果孕前没有及时吃叶酸，怀孕后要继续补充，直到怀孕 12 周为止。

唐氏综合征筛查

唐氏综合征筛查（以下简称唐氏筛查）应在怀孕 16~20 周时进行。这项检查是提取孕妈妈的血液，检测血液中所含有的各种物质的量和浓度，以此来断定胎宝宝可能出现的一些病症。35 岁以上的产妇就不需要进行唐氏筛查了，可以直接采用无创 DNA 或羊水穿刺进行胎儿染色体、基因等检查。

准备做羊膜穿刺

孕 20 周以后做羊水穿刺。研究表明，孕妈妈年龄越大，胎宝宝先天愚型和畸形儿的发病率越高。因为随着女性年龄增长，卵巢逐渐衰老蜕变，产生的卵子自然老化，发生染色体畸形的机会就会增多。羊水穿刺可以直接获得染色体的数量，根据检查结果可以知道胎宝宝是否有异常（羊水穿刺检查也是有一定危险的，医生会与你沟通是否需要做）。

关注血糖、血压等指标

高龄孕妈妈易患子痫前期和妊娠糖尿病等。

提前做好分娩准备

高龄孕妈妈剖宫产适应证可能性较高，通常许多高龄产妇选择剖宫产。这是因为高龄孕妈妈的骨盆比较坚硬，韧带和软产道组织弹性较小，子宫收缩力相应减弱，容易导致产程延长，甚至难产，造成胎宝宝产伤和窒息。但随着围产保健技术提高，分娩期监测水平加强，高龄孕妈妈剖宫产率明显降低。所以，即便是高龄孕妈妈也要做好自然分娩的准备。根据实际情况，选择合适的分娩方式。

❀ 备孕关键词
——缓解心理压力

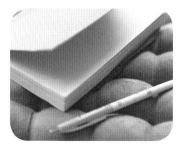

用纸和笔写下让自己担心的事情，再写出最佳的解决方案和最坏的结果，你就会发现很多事情没有想象的那么严重。

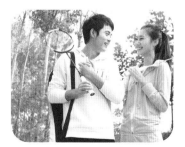

下班后夫妻一起去打球或者晚饭后在公园散步，运动是改善情绪的有效办法。

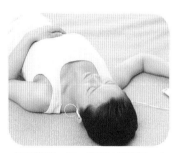

打开音响，听一些明快的音乐，心情会感到放松、愉悦。

做到这些，高龄女轻松"好孕"

如果你一不小心加入了"高龄初产"的行列，有很多身体、心理甚至未来胎宝宝的健康问题是需要正确面对的。所以，高龄备孕女性一定要充分利用备孕期，做好万全的准备。

孕前检查，把危险扼制在萌芽期

高龄妊娠的女性身体发生异常的概率要比年轻女性大，因此在准备怀孕时先去医院做一下全面的健康检查是非常必要的，丈夫也要一起做检查。一些疾病如果没有临床症状，很难被发现，例如糖尿病。孕前做个全面的身体检查，包括妇科检查、乙肝六项、血压等，保证身体在良好的状态下怀孕，心理压力自然会减少。如果存在异常，应先积极治疗，把身体调整到健康状态。

检查并不是目的，只是手段，如果检查出了哪些项目有风险或存在问题，就要多加注意了，积极与医生沟通寻求诊治的方法，把这些问题搞定了再轻轻松松备孕。为了生一个优质的宝宝，孕前检查千万不要大意。

停止避孕，能马上怀孕吗

如果是采用避孕套或阴道隔膜避孕，停止使用后可以立刻准备怀孕。但如果是服用避孕药或使用宫内节育器，应提前一段时间停止使用，给身体留出充足的时间恢复正常的月经周期后，再受孕。

孕前 3 个月，丈夫不能随意用药

不仅高龄备孕女性用药要小心，丈夫随意用药同样会影响宝宝。在正常情况下，睾丸组织与流经睾丸的血液之间有一个防护层，医学上叫作血生精小管屏障。这一屏障可阻止血液中的某些物质进入睾丸，但是很多药物却能通过血生精小管屏障进入睾丸，影响精子质量。一些常见的免疫调节剂，像环磷酰胺、氮芥、顺铂等药物，毒性作用强，可直接扰乱精子 DNA 的合成，包括使遗传物质成分改变、染色体异常和精子畸形。男性不育症、女性习惯性流产（早期胚胎丢失），其中部分原因就是男性精子受损的结果。

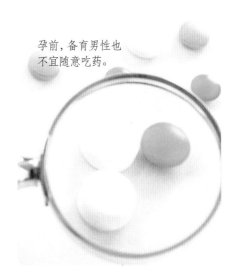

孕前，备育男性也不宜随意吃药。

有些药物还可随睾丸产生的精液通过性生活排入阴道，经阴道黏膜吸收后进入血液循环，使低体重儿和畸形胎的发生率增高，增加围产期胎宝宝患病率。因此，在怀孕前的两三个月，丈夫用药一定要小心，如需服药，也要遵医嘱，不可自行服药。

别小看超重

过了 30 岁，很多女性都容易发胖，这时有意识地保持正常的体重不仅有益于健康，还有益于怀孕。

首先，超重会增加妊娠并发症概率。高龄本身就是子痫前期和妊娠糖尿病等妊娠并发症发生概率增加的原因，如果同时体重超标，就更会使患病的危险性增加。因此，为了度过一个健康的孕期，一定要注意控制和保持正常体重。

其次，保持正常体重有利于顺利分娩。高龄孕妈妈产道弹性降低，很容易发生产程延迟、手术助产等问题。如果体重超重，更会导致以上问题发生概率的增加，增加分娩的风险以及产后恢复的难度。

再次，减肥后不要马上怀孕。这是因为只有维持体内一定的脂肪量才能保证正常的月经周期，使女性具备生育能力。如果采用节食的方式减肥，长此以往，会导致女性体内的脂肪过度减少，甚至造成排卵停止，导致不孕。另外，脂肪含量还会影响女性体内雌性激素的水平，如果减肥过度，体内缺乏足够的脂肪，会使雌性激素失去应有的活力，不利于正常受孕。

孕前，如果是因为体重超标而减肥，也最好不要马上怀孕。因为减肥打乱了身体原有的新陈代谢，最好能留出 3~6 个月的时间，让身体建立良好的代谢循环后再怀孕。

另外，平时要注意少吃甜食，保持体重。甜食除糖类外，还包括蛋糕、水果派、巧克力、冰激凌等，这些食品含糖量高，营养成分并不多，吃了以后容易发胖。

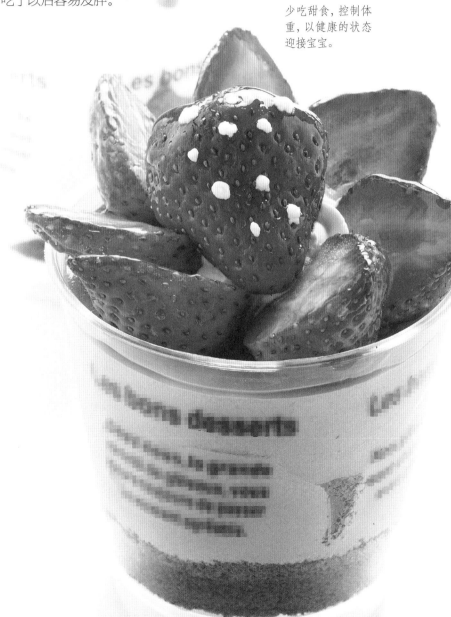

少吃甜食，控制体重，以健康的状态迎接宝宝。

找回优质的卵子

女性随着年龄的增长，卵巢的功能开始衰退。卵巢不能正常排卵或者排出的卵子质量不好，将影响正常的受孕和生育。因此，高龄女性备孕时应注意保养卵巢，保持卵巢的年轻化。

女性年龄与卵子质量成反比

卵子的质量与女性年龄有很大关系。女性的初级卵母细胞在胎宝宝时期就形成了。随着女性年龄的增长，其卵子的年龄也在增长，受到环境的影响也越大。而且随着年龄的增长，卵巢功能也在逐渐退化，年龄超过 35 岁的女性，卵母细胞分裂过程中可能发生细胞分裂错误，从而导致染色体异常。老化的卵子表面覆盖的透明带比正常卵子厚，会阻挡精子进入，导致受精机会下降。

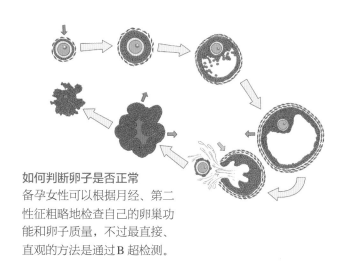

如何判断卵子是否正常

备孕女性可以根据月经、第二性征粗略地检查自己的卵巢功能和卵子质量，不过最直接、直观的方法是通过 B 超检测。

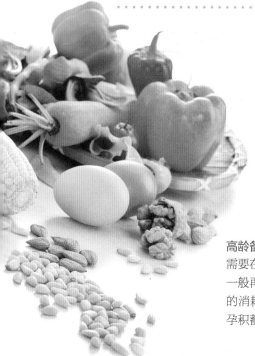

高龄备孕女性怎么吃

蛋白质：要保证充足的优质蛋白质的供给，保证受精卵的正常发育。

脂肪：脂肪是机体热能的主要来源，所含脂肪酸是构成机体细胞组织不可缺少的物质，增加脂肪的摄入对怀孕大有裨益。

矿物质：其中钙、铁、锌、铜等营养素的储备可帮助胎宝宝骨骼、血液等的发育，提高智力，维持体内代谢的平衡。

维生素：适量补充维生素，有助于精子、卵子及受精卵的发育，但过量的维生素也会对身体有害，因此夫妻双方要慎重选择服用维生素制剂。

高龄备孕女性每天需要多少热量

需要在正常成人 2 200 千卡（约为 9 200 千焦）的基础上，一般再加 400 千卡（约为 1 674 千焦），以供给性生活的消耗（根据身体质量指数会略有不同），同时为受孕积蓄一部分能量，这样才能使卵子更加强壮。

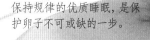

保持规律的优质睡眠，是保护卵子不可或缺的一步。

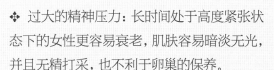

YES

❖ 营养均衡：各种营养丰富的食物中，有很多都可以帮助女性驻颜美容、保养卵巢，女性应该多食用有利于身体健康的营养均衡的食物。

❖ 良好的睡眠习惯：晚上入睡前不要过度上网和谈论刺激神经兴奋的话题。不要熬夜，每天应该定时入睡，最好在 11 点之前就入睡。

❖ 运动：有专家发现缺乏锻炼的女性卵巢早衰现象要比经常锻炼的女性提前很多，由此可见，女性坚持锻炼可使卵巢延缓衰老。

NO

❖ 过大的精神压力：长时间处于高度紧张状态下的女性更容易衰老，肌肤容易暗淡无光，并且无精打采，也不利于卵巢的保养。

❖ 塑身内衣：塑身内衣的压迫，易导致卵巢发育受限，功能受损，使卵巢发生早衰现象。

❖ 多次流产：子宫就如同孕育生命的土壤，反复流产无异于人为地破坏这块土地，造成土壤贫瘠，无法受孕。而且，手术流产还可能造成输卵管粘连、子宫内膜异位等导致不孕症的问题出现。

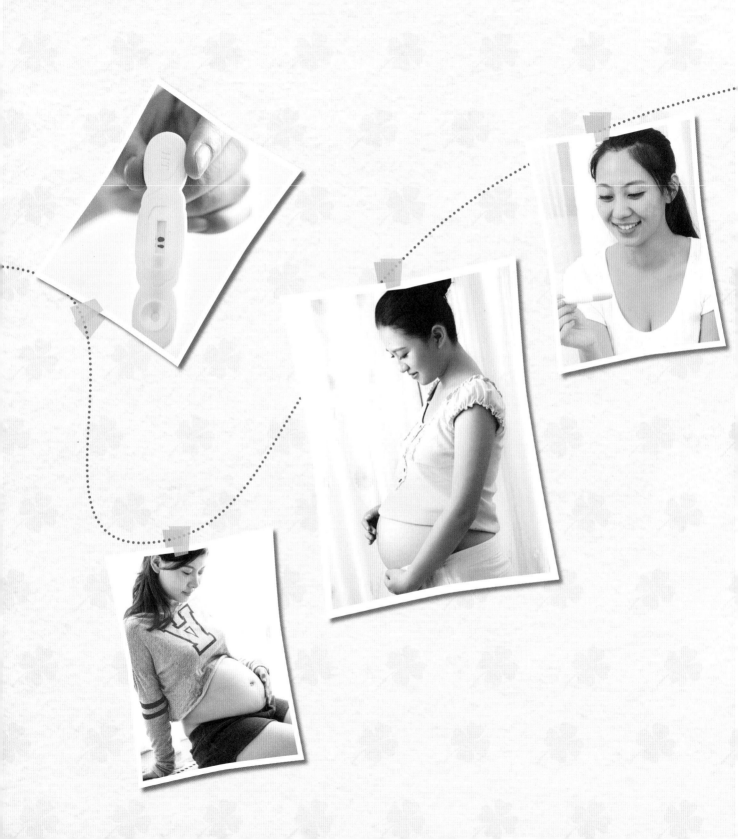

第八章

恭喜你，怀孕啦！

经过长时间的准备，终于怀上了属于自己的宝宝。或许之前克服了许多难题，也或许只是顺其自然怀上宝宝，但不管怎样，宝宝都已经充满生机地住进了妈妈的肚子里。此后将是一段幸福旅程，请孕妈妈和准爸爸一起为宝宝保驾护航吧！只要照顾周到，宝宝一定会健康成长，期待 10 个月后的见面吧！

验孕那些事儿

孕前的饮食准备和生活细节准备已经做足了，可是如果你不了解孕早期的一些症状，也不知道什么时间该验孕、如何正确验孕，那么便不能保证你可以第一时间知道这个好消息。

怀孕的第一个信号——停经

怀孕的第一信号是月经停止来潮。结婚或有性生活的女性，平时月经规律，一旦月经期推迟 10~15 天，就有可能是怀孕了。所以，有性生活的女性都应该记住自己的月经日期，可用日历做记号。

不过，当该来月经时月经没来，但是有少量浅褐色的血流出，这是怀孕初期可能出现的一种现象。

有极少数女性，虽然已经怀孕了，但是在该来月经的时候，仍然行经一两次，不过来的经血比平常要少，经期时间也短些，这在中医上称为"漏经"，真正原因尚不十分清楚。

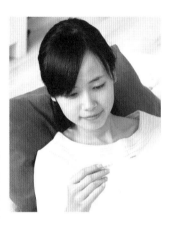

怀孕后基础体温有变化
如果体温升高的状况持续 21 天以上，而且无其他异常反应，月经也不来潮，一般可以认定为是怀孕的表现。

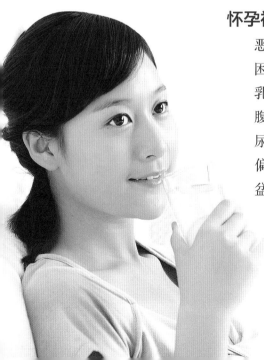

怀孕初期的其他征兆

恶心、呕吐：孕早期的恶心、呕吐，可能会发生在一天中的任何时间。

困倦：好像总是睡不醒的样子，做什么事都没有精力。

乳房变化：乳房发胀，有点刺痛的感觉，乳头颜色变深，出现小结块。

腹胀：下腹总是胀胀的，有点难受。

尿频：孕早期会因为增大的子宫压迫膀胱而出现尿频的症状。

偏爱某种食物：从前你可能没有对某种食物的偏好，现在全都有了。

盆腔不适：可能从下腹到盆腔都感到不舒服。

区分感冒和怀孕
怀孕后的第一症状是停经，而感冒通常不会影响月经的来潮。除此之外，如果是感冒，还会出现流鼻涕、关节疼痛等病毒感染的症状。

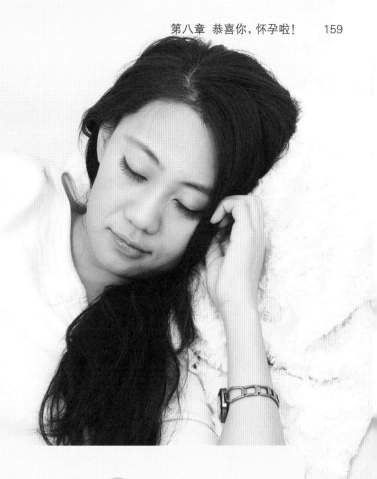

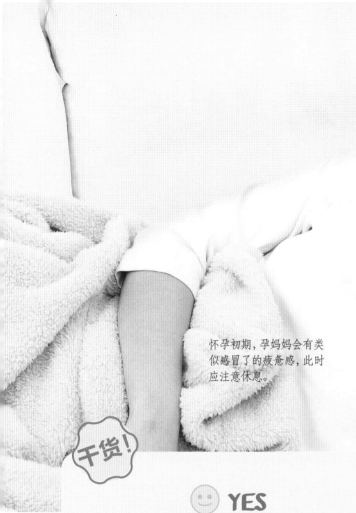

怀孕初期，孕妈妈会有类似感冒了的疲惫感，此时应注意休息。

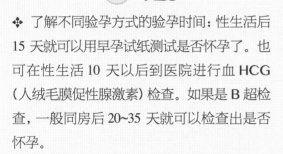

😊 YES

❖ 了解不同验孕方式的验孕时间：性生活后15 天就可以用早孕试纸测试是否怀孕了。也可在性生活 10 天以后到医院进行血 HCG（人绒毛膜促性腺激素）检查。如果是 B 超检查，一般同房后 20~35 天就可以检查出是否怀孕。

❖ 用不同产品多次验孕：最好用不同品牌的验孕产品多测试几次。

❖ 就医确认怀孕：即使在家自测怀孕了，也应到医院进一步检查确认，排除胚胎发育异常或宫外孕。

☹ NO

❖ 太早或太晚验孕：太早验孕的话往往验不出正确的结果，而太晚验孕的话，可能因为数值过大超出验孕试剂的检验范围。

❖ 只在家测一次：自己在家验孕可能由于操作的不规范造成检测结果存在误差。

❖ 验孕试纸长时间置于空气中：试纸开封后没有立即使用会使试纸受潮，影响结果。

❖ 着急用药：怀孕初期的一些症状非常类似感冒，备孕女性千万不要把这种情况当作感冒而自行服用感冒药。

不同的验孕方式

早孕试纸测试

去医院验孕前，也可在家用早孕试纸测试一下，方法如下：

1. 打开锡纸密封的包装，用手持住纸条的上端，不要用手触摸试纸条实验区。

2. 取一杯尿液（有的试纸包装内附有专用尿杯），最好是晨尿。

3. 将试纸带有箭头标志的一端浸入尿杯（尿样不允许超过"MAX"线），约3秒钟后取出平放。

4. 在反应区内出现一条红线为"阴性"，出现平行的两条红线为"阳性"。尿HCG"阳性"多表示已经怀孕。10分钟之后仍为一条红线时才能判定为"阴性"。

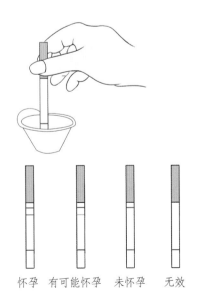

怀孕　有可能怀孕　未怀孕　无效

验孕棒测试

1. 将包装铝箔膜袋沿缺口处撕开，取出验孕棒。

2. 如果有的话，戴上盒内所附的一次性塑料薄膜手套，紧捏住验孕棒手柄一端。

3. 用吸管吸几滴尿液，最好是晨尿，滴到验孕棒的吸尿孔。

4. 观察窗中的"C""T"位置，如果同时出现两条紫红色线，表明已怀孕。如果出现一深一浅两条线，对照线"C"的颜色较深，测试线"T"的颜色较浅，表示有怀孕的可能。观察窗中只出现一条线，表明未怀孕。

宫颈黏液验孕

女性怀孕后，卵巢的"月经黄体"不但不会萎缩，反而会进一步发育为"妊娠黄体"，分泌大量孕激素。医生通过医疗器械可观察到，宫颈黏液涂片有许多排列成行的椭圆体，这就是怀孕的特征。

妇科检查验孕

一旦受孕，女性的生殖系统，尤其是子宫的变化会非常明显。受孕几天后，经医生检查，可发现阴道壁和子宫颈充血、变软，呈蓝紫色；子宫颈和子宫体交界处软化明显，以致两者好像脱离开来一样，子宫变软、增大、前后颈增宽而变为球形，这些都是怀孕很可靠的证据。

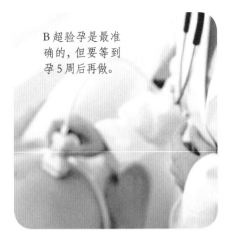

B超验孕是最准确的，但要等到孕5周后再做。

B超检查

B超检查是最准确、可靠的验孕方法。在妊娠第5周时，也就是月经过期一周的时候，通过B超检测。在显示屏幕上，可以看到子宫内有圆形的光环，又称妊娠环，环内的暗区为羊水，其中还可见有节律的胎心搏动。

去医院尿检

去医院做尿检，这是专业的检验医生常做的试验，原理同验孕试纸一样。只是如果化验太早，结果可能还是阴性的，过几天再做一次可能就是阳性的了。此方法在受精后7~10天进行，准确率几乎是100%。

看图读懂验孕棒

从下图我们可以看出，如果我们使用验孕棒，可能会出现 4 种情况，大家基本可以"对图入座"：

图 1 是阴性，测试区中出现 1 条红色线（对照线"C"线），表明未怀孕。

图 2 是阳性，测试区中出现 2 条红色线（对照线"C"线和检测线"T"线），表明怀孕。不同怀孕阶段的检测线显色强度随 HCG 浓度的改变而改变。

图 3 是无效测试，测试区无红色线出现或近测试区出现 1 条红色线（检测线"T"线），表明检测失败或试纸无效，应重新测试。

图 4 是可能怀孕，测试区出现 2 条线，但检测线"T"线颜色较淡，这种情况需要过几天再次测试。

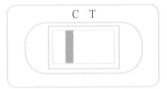 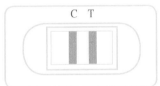 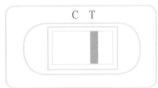 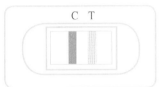

图 1：没有怀孕　　　　图 2：已经怀孕　　　　图 3：无效　　　　图 4：有怀孕的可能

验孕出现误差的原因

1. 验孕试剂可能失效：一种情况是已怀孕，但验出来显示没有怀孕，即验孕试剂不够敏感。可能是因为验孕试剂过期、药剂已失效或质量有问题。另一种情况是未怀孕，但验出来显示已怀孕，可能是因为验孕试剂太灵敏。怀孕时体内的人绒毛膜促性腺激素（HCG）会升高，尿液中也有体现。各种验孕试剂都是在测试体内的人绒毛膜促性腺激素（HCG），但人绒毛膜促性腺激素（HCG）存在于每一个人的体内（包括男性），只是量较少，有些试剂因为太敏感，即使量少也可能呈阳性反应，而让使用者误以为怀孕。

2. 检验时间不正确：太早验与太晚验，都可能使检验结果不正确。有些孕妈妈在行房后两三天就检验，往往验不出正确的结果。有些孕妈妈则在怀孕一段时间后才验。因为人绒毛膜促性腺激素（HCG）的分泌量会随着怀孕周数增加而增加，例如 10 周后，数值即可能达到 10 万以上，而一般的验孕试剂在超过一定的数值后就验不出来了。所以，应在月经推迟 7 天左右验孕。

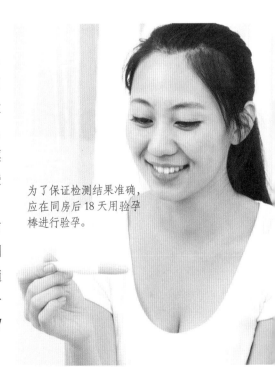

为了保证检测结果准确，应在同房后 18 天用验孕棒进行验孕。

孕期胎教，准爸爸不可缺席

准爸爸是孕妈妈接触最多而又亲密的人，准爸爸的一举一动，乃至情绪、表情，不仅可以直接影响到孕妈妈的情绪，更会间接影响到孕妈妈腹中的胎宝宝。所以，准爸爸应积极主动地参与到胎教中来，并努力担任胎教的主角。

胎宝宝对准爸爸的声音很敏感

胎宝宝体内带着准爸爸的基因，在他能感受到爱抚、听见声音时，会对这个未曾谋面的男人有一种本能的信任感，因此有准爸爸参与的胎教，胎宝宝会更加愉悦，也可以帮助胎宝宝构建完整的身心发展与健全的人格。

念童谣	读唐诗	做剪纸

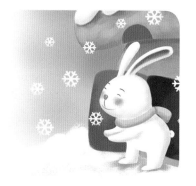

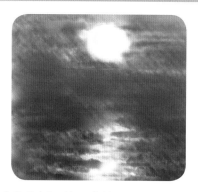

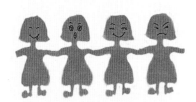

准爸爸亲切的语调能够加深胎宝宝的印象，让胎宝宝和准爸爸有一个良好的感情基础。

小雪花

小雪花，小雪花，
飘在空中像朵花。
小雪花，小雪花，
飘在窗上变窗花。

准爸爸低沉的嗓音能够让唐诗特有的韵律美更加突出。

望月怀远

海上生明月，天涯共此时。
情人怨遥夜，竟夕起相思。
灭烛怜光满，披衣觉露滋。
不堪盈手赠，还寝梦佳期。

准爸爸学几个小手工，边做边跟胎宝宝聊天，增进胎宝宝与准爸爸的感情。

制作方法：

1. 将长方形纸沿短边对折再对折。
2. 在叠好的正面画一个小朋友。
3. 沿着图像边缘剪好，拉开，画上表情即可。注意手臂处不要剪断。

生活中处处有胎教

　　孕妈妈和准爸爸不要因为工作繁忙就放弃了胎教，其实胎教不一定要拘泥于形式。维持良好的家庭氛围和环境，孕妈妈和准爸爸之间平和的交流沟通，都可以是胎教的一部分。

妇产科专家划重点

■ 可以将不同的胎教形式结合起来，比如一边听音乐一边抚摸腹部。

■ 胎教时要注意胎宝宝的反馈。

■ 胎教的音乐最好选择轻柔欢快的纯音乐。

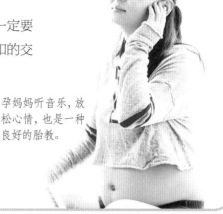

孕妈妈听音乐，放松心情，也是一种良好的胎教。

学英语	唱儿歌	做手工

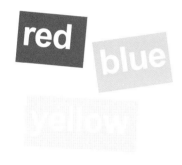

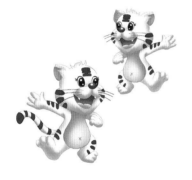

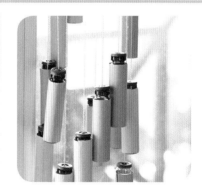

准爸爸用彩色卡纸做一些单词卡片，念给胎宝宝听，可以作为胎宝宝的英语启蒙。

颜色卡片

red

blue

yellow

orange

green

pink

儿歌中有很多词反复出现，准爸爸坚持给胎宝宝念儿歌，胎宝宝可以很快就熟悉。

两只老虎

两只老虎，两只老虎，

跑得快，跑得快。

一只没有耳朵，一只没有尾巴，

真奇怪，真奇怪。

准爸爸跟孕妈妈一起做一些创意手工，可以放松心情，增进感情。

做风铃

1. 取下口服液的胶皮盖，清洗胶皮盖及口服液瓶子，晾干。

2. 给口服液瓶子贴上彩纸。

3. 针上穿线，将线固定在口服液瓶子的胶皮盖上。穿过圆形纸板，线的另一端固定在吸管上。

4. 将胶皮盖黏合在瓶子上即可。

孕吐也是一种甜蜜

从怀孕开始至12周末称为孕早期。孕早期是胚胎发育的关键时期，此时不仅胎宝宝比较脆弱，孕妈妈也很难熬，因为孕早期往往是反应最大的时期。

孕吐，好难受

有关孕吐反应产生的原因有各种各样的说法。有人认为孕吐与人绒毛膜促性腺激素的作用有关，还有人认为孕吐是胎盘产生的毒素或精神方面的原因引起的……但不管怎样，孕早期的女性几乎都会遭遇孕吐，那如何缓解呢？

少食多餐。选择清淡可口和易消化的食品，如烤面包、饼干、大米或小米稀饭及营养汤粥。这些食品既能减轻恶心、呕吐症状，又能补充因恶心、呕吐失去的水分。

为了缓解晨吐症状，早晨可以在床边准备一杯水、一片面包或一小块水果。有时会由于唾液积存使恶心症状加重，喝点柠檬汁可缓解。如果刷牙的时候恶心症状加重，可以换一个牌子的牙膏试试。恶心时喝一些姜汁或含一点姜片可能会管用。

身心放松很重要。妊娠反应是生理反应，多数孕妈妈的孕吐会持续一两个月，因此要以"向前看"的心情度过这一阶段。

民间传说的"孕吐越严重宝宝越聪明"是没有任何科学依据的，如果孕吐严重到无法正常生活，则需要就医。

妇产科医生划重点：如果孕吐太严重，请及时去医院就医。

起床后喝1杯柠檬水有助于缓解孕吐。

孕吐会不会导致胎宝宝营养不良　干货！

有的孕妈妈担心孕吐或者食欲不佳会影响自己对营养的摄入，从而影响胎宝宝的生长发育，其实这个问题是不存在的，孕妈妈不必为此而过分忧虑。

胎宝宝其实是很聪明的，他不管妈妈的身体营养是否充足，总是先行汲取自己需要的那一份，除非孕妈妈体内已经缺乏可吸收的营养，那么胎宝宝就真的会受影响。当然，如果孕妈妈体内营养缺乏已到了如此程度，大都会有自觉症状。所以，只要没有不适感，胎宝宝的生长发育就不会受影响。

不可自行用药止吐

在孕早期，由于恶心、呕吐等反应，孕妈妈可能会出现体重减轻的状况，但因为胎宝宝在初期所需要的营养有限，所以孕妈妈只要减轻的体重未超过怀孕前体重的5%，就不需要太过担心。

如果妊娠呕吐过于厉害，严重影响孕妈妈的营养摄入，导致体重严重下降、抵抗力降低，就会影响胎宝宝的生长发育，此时就要及时去医院，与产科医生进行沟通，由医生根据症状来决定是否需要服用止吐药物。孕妈妈绝对不可自行服用止吐药，以防药物影响胎宝宝发育。

孕吐时怎样健康吃酸

孕妈妈在孕早期会比较喜欢吃酸的食物，因为酸的食物有利于食物的消化吸收，还可以缓解不适，增进食欲。但孕妈妈需要了解哪些酸性食物适合孕期吃，以免对胎宝宝产生不利影响。

从营养角度来看，一般怀孕两三个月后，胎宝宝的骨骼开始形成，而骨骼中钙的沉积需要酸性物质的参与。孕妈妈适量吃酸性食物有利于铁的吸收，促进血红蛋白的生成，预防孕期贫血。吃酸还可以为胎宝宝提供较多的维生素C，对胎宝宝细胞组织的形成、心血管的生长发育以及造血系统的健全都有着重要的作用。

并不是所有酸的食物都适合孕妈妈吃。人工腌制的酸菜、醋制品虽然有一定的酸味，但维生素、蛋白质等多种营养几乎丧失殆尽，而且腌菜中的致癌物质亚硝酸盐含量较高，过多食用显然对孕妈妈和胎宝宝的健康无益。山楂酸酸甜甜，可口消食，但它可能会引起宫缩，引发流产，即使是山楂制品也不例外，为防万一，孕妈妈还是少吃为妙。

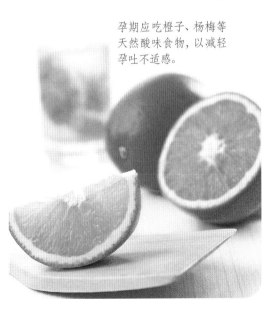

孕期应吃橙子、杨梅等天然酸味食物，以减轻孕吐不适感。

❀ 备孕关键词
——酸味食物

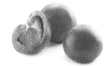

番茄（夏天宜生食）

樱桃（每天吃200克）

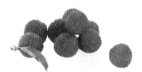

杨梅（用盐水泡净再吃）

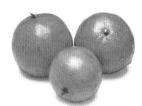

柑橘（每天最多吃2个）

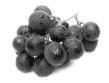

葡萄（血糖偏高不宜吃）

小心一点，安全第一

孕早期是胚胎发育的关键时期，要特别注意避免病毒感染，不要过度疲劳，预防流产。在孕早期，做事小心一点，避免用力的动作，每件小事都绝对不要放松。

重视先兆流产

流产最主要的信号就是阴道出血和腹痛。如果孕妈妈发现自己阴道有少量流血，下腹有轻微疼痛或者有腰酸下坠的感觉，这可能就是流产的前兆。这时最好卧床休息，如果情况没有改善，反而严重了，则需要及时就医。为了预防流产的发生，日常生活中孕妈妈可以从以下方面着手：

生活有规律：起居有常，既不要过于贪睡，也不可太劳累。

保持心情舒畅：怀孕期间心情要舒畅，避免各种刺激，采用多种方法消除紧张、烦闷、恐惧心理，以调和情志。

选择合适的饮食：吃富含各种维生素及微量元素的食品，尽量避免食用可能引起流产的薏米、山楂、螃蟹、甲鱼等。

注意个人卫生：多换衣，勤洗澡，特别要注意阴部清洁，不宜盆浴、游泳。衣着应宽大，腰带不宜束紧，平时应穿平底鞋。

服药剂量也是考察致畸风险的一个标准。

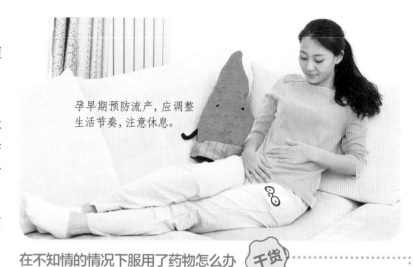

孕早期预防流产，应调整生活节奏，注意休息。

在不知情的情况下服用了药物怎么办　干货

有些孕妈妈没能及时发现怀孕，或者在服用药物时没有注意禁忌事项，误服了一些药物，因此而焦虑不安。怀孕期间的用药安全，除了考虑药物安全性分级之外，也要注意服用药物的时间点。

高度敏感期

孕 3~8 周内。胚胎对药物极为敏感，应根据药物毒副作用及有关症状判断，不宜盲目保胎。

中度敏感期

孕 8 周至孕 5 月。胎宝宝对药物较为敏感，致畸程度难以预测。是否中止妊娠应根据药物的毒副作用全面考虑。

低度敏感期

孕 5 月以上。胎宝宝对药物敏感性降低，用药后一般不会出现明显畸形。

安全期

孕 3 周（停经 3 周）以内。不必为生畸形儿担忧。若无流产征象，一般表示药物未对胚胎造成影响。

妇产科医生划重点：不建议孕期随意使用药物，并不代表孕期使用了药物就要放弃妊娠。

自然面对嗜睡、忘事

孕早期，孕妈妈易疲倦、嗜睡，此时没必要硬撑，想睡就睡吧。孕妈妈可以选择在状态好的时间段把当天比较重要的工作完成，并把自己怀孕这个情况告诉领导及同事，获得他们的体谅。

怀孕后孕妈妈会发现自己的记忆力不如从前，这也是孕期的表现之一。孕妈妈可以利用小笔记簿来做备忘录，或者关照同事提醒自己。

居住环境要通风、不潮湿

屋子或附近环境如果太潮湿对孕妈妈和胎宝宝都不好。另外，有不少公共场所采用完全密闭形式的窗户，这时新鲜空气没法流进来，孕妈妈就要避免去这样的场所。如果孕妈妈的工作单位是中央空调，最好工作一两个小时就到户外透透气。

感冒了没什么大不了

孕妈妈要从思想上轻视它，从行动上重视它，给自己和胎宝宝最大的保护。

感冒的危害

感冒引发的高热会产生毒素，可通过胎盘进入胎宝宝体内，影响胎宝宝脑组织发育。

孕期感冒巧应对

轻度感冒仅有鼻塞、轻微头痛者一般不需要吃药，应多饮开水，充分休息，一般很快自愈。

如果有高热症状，应在医生指导下采取相应措施对症处理，不可盲目服药。

预防最重要

注意保暖，防止季节性感冒；勤洗手，防止病从口入；少去人群密集的公共场所，外出时尽量戴上纯棉或棉纱材质的口罩；保持适宜的室内温度、湿度，经常开窗通风。如果屋内空气干燥，孕妈妈可以用加湿器，住在潮湿之处的孕妈妈，要利用除湿机去除空气中的湿气。

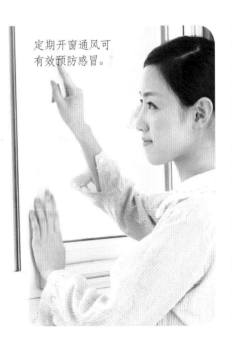
定期开窗通风可有效预防感冒。

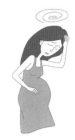
备孕关键词——常见孕期不适

气短

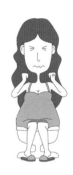
便秘

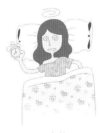
疲劳

孕中期，感受两颗心的律动

孕中期，指怀孕后的13~28周，这个时期孕妈妈的肚子就开始"显山露水"了。这个阶段孕妈妈相对轻松，正是养好胎、秀幸福的甜蜜阶段哦！

带宝宝去旅行

此时孕妈妈的早孕反应已经消失，隆起的腹部虽然对孕妈妈行动有些影响，但还没有到非常不便的地步，因此是孕妈妈适宜出门旅行的时期，如果有旅行计划，最好安排在此时。

不过孕妈妈容易疲劳，所以在旅行前准爸爸就应做好计划，尽量避开人多、嘈杂的地方，旅途也不宜太长，可选择车程较近的，有青山绿水、新鲜空气的地方。

普通安检不会影响胎宝宝
地铁、飞机场里对人进行安检的都是金属探测仪，只有行李会过 X 射线安检，辐射量很微小，不会对人体造成影响。

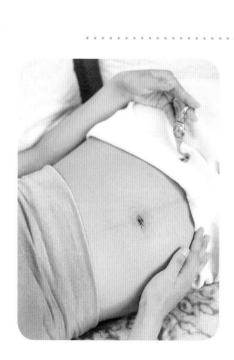

自觉在家测胎动

累计每天的胎动次数：可以做一个简单的表格，每天早上 8 点开始记录，每感觉到一次胎动，就在表格里做个记号，累计 10 次后，就说明胎宝宝正常，不用再做记录。如果从早 8 点到晚 8 点，胎动次数都没有达到 10 次的话，建议尽快去医院检查。

计算固定时间内的胎动次数：孕妈妈每天测试 3 小时的胎动，分别在早上、中午、晚上各进行一次。将所测得的胎动总数乘以 4，作为 12 小时的胎动记录。若每小时少于 3 次，则要把测量的时间延长。

胎动的感觉

胎动的感觉有许多种：抽动、扭动、翻滚、拳打脚踢等，每个孕妈妈的胎动感觉会有所不同。

进入孕中期后再去旅行较为安全，也不易发生早产、流产等危险。

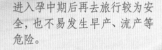

YES

❖ 90°坐姿：坐时上半身和大腿呈90°；椅子的高度要合适，保证坐下后膝关节呈90°。

❖ 缓慢起身：无论是坐姿起身还是卧姿起身，孕妈妈都应缓慢有序，以免腹腔肌肉过分紧张，压迫子宫。

❖ 改变站姿：站立时应将双腿平行，双脚稍微分开，略小于肩宽，重心落在双脚之间。

❖ 蹲下捡东西：孕妈妈需要捡东西时，应缓慢屈膝，完全下蹲，保持腰部挺直。慢慢移动身体和手臂，将东西捡起，再缓慢站起来。

NO

❖ 椅子面过软：孕妈妈最好选择椅子面稍微硬一些的椅子，可以提供足够的支撑，防止久坐之后感到疲惫。

❖ 久站：长时间站立之后，血液下行，会加重孕妈妈的下肢水肿和静脉曲张等问题。

❖ 脚尖走路：怀孕后，孕妈妈的身体重心发生改变，加上肚子变大，看不见脚下的路，所以走路时应以平稳为目的，脚尖走路容易踩空或打滑，造成安全隐患。

健康细节别大意

孕妈妈的怀孕之旅已经度过了一半，孕妈妈要开始为分娩后的哺乳和瘦身做准备了。适当地增加运动，既能保持体重的合理增加，还能改善孕期心情。

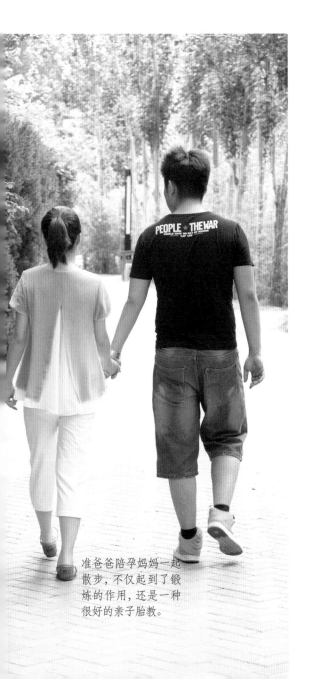

准爸爸陪孕妈妈一起散步，不仅起到了锻炼的作用，还是一种很好的亲子胎教。

散步是非常适合孕期的运动

在孕中期，准爸爸可以经常陪孕妈妈散步。散步既能适度锻炼身体，又能放松心情，是非常适宜的运动方式。不过要注意以下几点：

1. 不去闹市散步，避免吸入过多汽车尾气。

2. 刚开始散步时最好步子放慢一些，散步距离约 1 千米，先每周 1 次，后根据身体情况增加次数。

3. 散步时尽量避开有坡度或有台阶的地方，以免摔倒。

4. 天气太热时不要去散步，夏季不宜在上午 10 点至下午 3 点之间去散步，以免暑热伤身。

孕妈妈要注意腰背痛

孕中期逐渐增大的子宫开始给周围器官和肌肉带来压力，加上有的孕妈妈工作需要久坐等情况，使孕妈妈容易感到腰背酸痛。防止出现这类疼痛最好的方法是保证孕妈妈充分休息，尽量避免长久站立，或做经常弯腰的活动。若腰痛厉害，孕妈妈可多摄入钙质丰富的食物，或者用热水袋热敷的方法来缓解腰痛。

纠正乳头凹陷

先天形成的乳头凹陷很可能会影响产后的哺乳，因此要在孕期及时纠正。孕妈妈可将拇指和食指相对地放在乳头左右两侧，缓缓下压并由乳头向两侧拉开，牵拉乳晕皮肤及皮下组织，使乳头向外突出，重复多次。或者用一手托住乳房，另一手的拇指和中指、食指抓住乳头转动并向外牵拉，每日 2 次，每次重复 10~20 次。

由于刺激乳头时会引起孕妈妈的子宫收缩，所以孕妈妈一定要在进入孕中晚期之后再进行纠正。

要及时调换文胸

发现胸部有改变即可开始换穿孕妇文胸。无钢圈文胸或运动型文胸较舒适，也可以选择可调整背扣的文胸，因为它可以依胸部变化来调整文胸的大小。最好选择支撑力较强的文胸，以免在孕期胸部变大后自然下垂。在怀孕晚期可以考虑选择哺乳型文胸，为产后哺乳做准备。另外，孕妈妈选对文胸后也要正确地穿文胸，这样才能最大限度地保护乳房。

正确穿戴文胸的方法

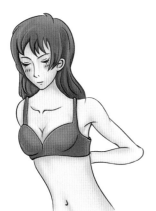 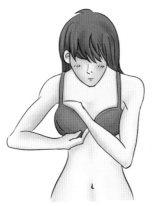 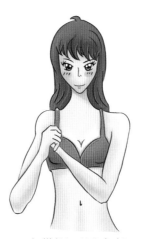 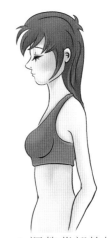

1. 将上身向前倾斜45°，让乳房自然恰当地倾入罩杯中，再扣上背扣。

2. 用手将乳房完全托住放入罩杯，并把胸部侧边的脂肪充分推入罩杯内。

3. 肩带调至适当长度，肩部感觉自然舒适无压力即可。

4. 调整背部的横带和胸前罩杯底部呈水平。

注意控制体重

随着胎儿的生长发育，孕妈妈早孕反应结束，胃口变好，体重会不断增加，此时孕妈妈应注意体重增加比例。专家指出，孕妈妈在整个孕期增重以 10~15 千克为宜，孕早期因胎儿还较小，体重增加 2 千克为宜，孕中期每月体重平均增加 1.5 千克左右为宜。

孕妈妈可以通过适当锻炼、均衡的饮食结构、少量多餐，以及晚饭适量少吃等方式来控制体重。不过也应警惕体重增长过慢，因为体重增加不够也有不小的危害。

胎儿宫内发育迟缓： 如果在孕 28 周之后体重就不再增加，母体供给胎宝宝的养分会不够，胎宝宝的生长和发育会因此而减缓甚至停顿，视为胎儿宫内发育迟缓。

新生儿免疫力低下： 体重增加缓慢的孕妈妈生出的宝宝可能也会体重过轻、营养不良、抵抗力低下，患各种疾病的可能性较体重正常的宝宝大。

身心放松很重要

怀孕 28 周以后属于孕晚期，孕妈妈的肚子越来越大，生活越来越不方便了。在此阶段，孕妈妈应该注意放松身心，调整生活节奏，注意休息，耐心等待宝宝的降临。

预防及缓解静脉曲张

怀孕后盆腔血液回流到下腔静脉的血流量增加，增大的子宫压迫下腔静脉而影响血液回流，致使出现下肢及外阴静脉曲张。孕期，穿医疗级弹性袜可以预防及缓解静脉曲张。

每天晨起穿好弹性袜再下床，这样可以避免过多的血液堆积在双腿。这种医疗级弹性袜可以在医疗器材店买到。刚开始可以试着穿强度 20~30 毫米汞柱的弹性袜，适应之后可以穿效果较佳的 30~40 毫米汞柱的弹性袜。

放缓生活节奏

孕晚期，孕妈妈身体负担增加，生活节奏宜放缓，工作量、活动量都应适当减少。如果身体情况不乐观，高龄孕妈妈在孕 32 周后还可以申请休假。

不过，在孕妈妈暂时离开工作前，应为工作交接做好准备。找一个适当的时间，与领导、接任者和同事对细节问题进行沟通，并商量好保持联系的方式、时间，以保证工作在孕妈妈休假期间顺利进行，同时也能让孕妈妈获得一个相对清静的假期。

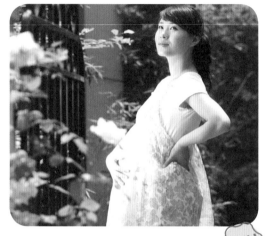

越临近预产期心里越没有底怎么办 干货！

孕妈妈在孕晚期会考虑很多，有这些顾虑是正常的，但是孕妈妈要对其进行疏解，不要让这种紧张情绪发展成产前焦虑。

自我调节

孕妈妈要在孕期充分了解孕产知识，在分娩前，可以进行自我暗示练习。

寻求医生帮助

可以把自己的恐惧告诉医生或助产士，他们会从更专业的角度来给你解释，让你释放焦虑和恐惧。

准爸爸安慰

如果准爸爸此时能多与孕妈妈进行沟通，很多情绪会在聊天中得到释放和缓解。

孕妈妈不要太担心分娩疼痛，大多数人是可以忍受的，如果实在担心，可以申请无痛分娩减轻疼痛。

妇产科医生划重点：分娩疼痛能使孕妈妈脑中产生脑啡肽，这种物质对宝宝的智力发育有好处。

孕晚期禁止性生活

孕晚期，孕妈妈腹部隆起明显，身体笨重，腰背酸痛，子宫敏感性增加，任何外来刺激都可能引起子宫收缩。此外，孕晚期胎宝宝发育接近成熟，子宫下降，子宫口逐渐张开，羊水感染的可能性较大，所以不宜进行性生活。

洗头要安全舒适

洗头对一般人来说是再简单不过的事情，不过对于挺着大肚子的孕妈妈来说就不是那么简单了。淋浴的话，弯腰会很不舒服，站太久也很累。为了不压到肚子，需要一些变通方法。

到美发店洗：这个方法省心省力，享受一下洗发服务还是很惬意的，顺便按摩一下颈椎、肩膀也不错。不过，最好带上自己的洗发水比较安全。

请准爸爸帮忙：孕妈妈可以躺在躺椅上，由准爸爸来帮着洗头，这不仅解决了孕妈妈洗头的问题，还能让洗头过程充满爱意，是交流感情的好机会。

洗发姿势：坐在高度适宜、可让膝盖弯成90°的椅子上，头往前倾，慢慢地清洗。不过最好坐在有靠背的椅子上，请家人帮忙冲洗。

分娩前保证充足的休息

与其在忐忑和焦虑中等待分娩的到来，孕妈妈不如在分娩前做些身体准备。

1.保持充足的睡眠，以保证分娩时体力充沛。

2.临近预产期的孕妈妈应尽量不要外出或旅行，但也不要整天卧床休息，做一些轻微的、力所能及的运动还是有好处的。

3.保持身体的清洁。由于孕妈妈产后不能马上洗澡，因此住院之前应洗好澡，以保持身体的清洁。如果是到公共浴室去，必须有人陪伴，以免发生意外。

🍀 **备孕关键词**
——肢体放松

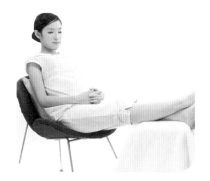
休息时脚抬高，可以增加血液回流，缓解水肿的症状，也可以使双脚放松。

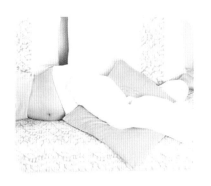
在两腿之间夹个枕头，可以缓解耻骨疼痛，还有利于腿部的休息与放松。

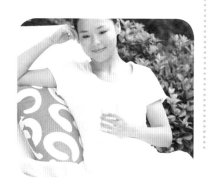
在胸前或后背垫个枕头，可以支撑大大的腹部，也可以缓解腰部疼痛，利于放松。

期待与宝宝的第一次见面

一想到马上就要与腹中的宝宝见面了，孕妈妈是不是已经有点按捺不住了？临近分娩，孕妈妈要密切关注身体变化，相信并听从医生的安排就能顺利分娩。

产前检查变勤了

从孕 8 月开始，孕妈妈的定期检查时间缩短为每 2 周 1 次了，因为随着孕周增加，胎盘会老化。老化的胎盘对胎儿的各种营养和氧气的供给会不足，孕晚期的危险比孕期的早、中阶段更高，所以要注意按时产检，对胎儿宫内状况及时监测。

见红后多久去医院

见红是由于临近分娩，子宫收缩，胎头入盆，胎膜和子宫壁逐渐分离、摩擦导致血管破裂引起的。通常见红就意味着开始进入分娩的"旅程"，但这并不是判断是否分娩的唯一指标。

大多数孕妈妈都是在阵痛前 24 小时出现见红的，也有孕妈妈在分娩前几天，甚至 1 周前就有反复见红的情况。如果见红没有伴随宫缩和阵痛，孕妈妈不用着急，可以留在家里观察。如果流出的是鲜红的血，且超过了生理期的出血量，孕妈妈要马上就医。如果见红还伴随规律的宫缩出现，孕妈妈宜立即入院。

破水后要马上去医院

破水是羊膜破裂羊水流出的现象，一般是胎宝宝进入产道时才会出现的现象。如果孕妈妈出现破水现象，要马上去医院，因为破水意味着分娩已经开始。

孕妈妈出现破水后，应立即平躺，防止羊水流出，可以垫干净的护垫。平躺后及时通知家人，并叫救护车。在这个过程中孕妈妈保持平卧，减少羊水流出。

如果阴道排出棕色或绿色柏油样物质，这是胎便，要告诉医生，这意味着胎宝宝可能出现受压的危险。

忽略分娩时的异样感受

很多孕妈妈对分娩的担心不仅来自于对分娩疼痛、过程的担心，还有很大部分是来自于分娩时"害羞"的心理。对大多数孕妈妈来说，躺在产床上分开两腿，就会不自觉地觉得尴尬或害羞。其实，在产房没有什么可尴尬的，专业的医生注重的是医学技术，孕妈妈应将注意力放在宝宝的顺利出生上，不要过度注意此时的姿势、仪态等。

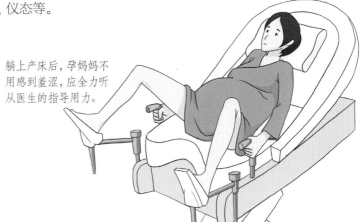

躺上产床后，孕妈妈不用感到羞涩，应全力听从医生的指导用力。

分娩方式的选择

分娩方式的选择往往是医生根据孕妈妈的身体状况、胎宝宝在子宫内的情况以及孕妈妈的意愿来决定的，不同的分娩方式适合不同情况的孕妈妈。

分娩方式	分娩情况	优点	缺点	适宜人群
自然分娩	＊经产道自然娩出	＊产后恢复快，并发症少 ＊对胎宝宝的肺功能和神经末梢发育都非常有益	＊阵痛 ＊可能会出现阴道松弛情况，但可通过运动恢复 ＊可能出现子宫膀胱脱垂后遗症	＊孕妈妈身体健康，骨盆正常，无内外科合并症 ＊胎宝宝胎位正常，大小也合适
剖宫产	＊通过剖宫产手术方式分娩	＊可挽救母婴性命 ＊减少妊娠并发症和并发症对母婴的影响 ＊免受产前阵痛之苦	＊恢复比自然分娩慢 ＊需面临手术危险 ＊术后伤口较疼痛	＊孕妈妈或胎宝宝出现异常，不宜进行自然分娩
水中分娩	＊在水中分娩	＊水中浮力可降低胎宝宝降生时的压力，缓解新妈妈的阵痛 ＊分娩出血量少 ＊产后恢复快	＊操作规范要求较高，可能出现新生儿呛水等问题	＊可自然分娩的产妇都可以选择
无痛分娩	＊通过某些手段，使产妇感受不到阵痛，目前采取的主要手段为椎管内麻醉	＊减轻疼痛、疲倦	＊会降低腹壁肌肉收缩功能，延长第二产程	＊特别怕疼、承受能力弱的产妇可选择此方式

分娩时不要大声喊叫

孕妈妈在分娩时最好不要大声喊叫，因为大声喊叫对分娩毫无益处，孕妈妈还会因为喊叫而消耗体力，不利于子宫口扩张和胎宝宝下降。

孕妈妈要对分娩有正确的认识，消除精神紧张，抓紧宫缩间歇休息，使身体有足够的能力和体力。如果阵痛确实难以忍受，孕妈妈可通过深呼吸、按摩等方式缓解疼痛，或者通过告诉自己疼痛是为了让宝宝更加健康来提高对疼痛的耐受力。

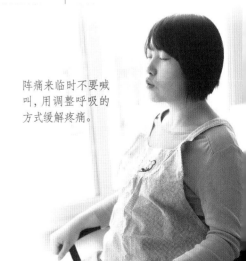

阵痛来临时不要喊叫，用调整呼吸的方式缓解疼痛。

附录 安胎保胎食物推荐

　　其实，孕妈妈不需要服用昂贵的保健品，从科学的角度出发，了解一下吃什么食物能安胎，对孕妈妈和胎宝宝都有好处。下面我们就来看一下几种安胎保胎的食物。

香蕉

　　香蕉富含钾，并含有丰富的叶酸和维生素 B_6，可保证胎宝宝神经管的正常发育，避免无脑、脊柱裂等严重畸形的发生。另外，钾还有降压、保护心脏与血管的作用，这对于孕妈妈也是十分有利的。

苹果

　　苹果中含有丰富的锌，而锌与人的记忆力关系密切，因此苹果素有"益智果"的美称。锌有利于胎宝宝大脑皮层边缘部海马区的发育，有助于增进胎宝宝后天的记忆力。

嫩玉米

　　嫩玉米中丰富的维生素 E 有助于安胎，可用来防治习惯性流产、胎宝宝发育不良等。另外，嫩玉米中所含的维生素 B_1 能增进孕妈妈食欲，促进胎宝宝发育，提高神经系统的功能。嫩玉米中还含有丰富的膳食纤维，能加速致癌物质和其他有毒物质的排出，缓解孕妈妈的便秘症状。

番茄

　　番茄富含的维生素 A 原能在母体内转化为维生素 A，促进胎宝宝骨骼生长，有防治佝偻病、眼干燥症、夜盲症的作用。孕妈妈经常食用番茄能增加胃液酸度，帮助消化，调整胃肠功能。另外，孕妈妈常吃番茄可减少甚至消除因激素变化引起的面部妊娠斑。

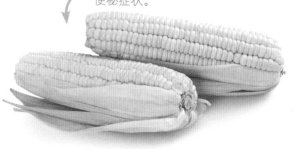

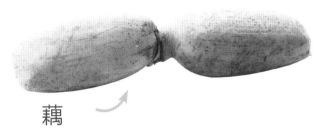

藕

藕具有养阴润燥、益血滋阴的功效，对孕妈妈的身体有很好的调理作用。藕中还含有大量的膳食纤维，可以促进肠胃的蠕动，防治孕期便秘。对于食欲欠佳的孕妈妈来说，藕还可以增强食欲。

绿豆

绿豆中赖氨酸的含量高于其他食物。赖氨酸是一种人体必需的氨基酸，是合成蛋白质的重要物质，可以提高蛋白质的吸收和利用率，从而增进食欲和促进消化。绿豆还富含碳水化合物、脂肪、蛋白质、多种维生素及锌、钙等矿物质，对胎宝宝十分有利，孕妈妈可适量食用。

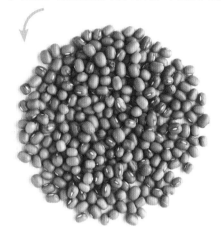

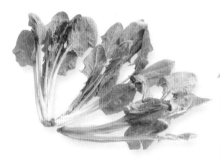

菠菜

菠菜富含叶酸，是孕妈妈需要食用的保胎蔬菜，但菠菜含草酸较多，干扰人体对钙、铁、锌等微量元素的吸收，可将菠菜用沸水焯烫后食用。

南瓜

南瓜的营养极为丰富，含丰富的膳食纤维、多种维生素和矿物质。孕妈妈食用南瓜，不仅能促进胎宝宝的脑部发育，还可防治妊娠水肿、妊娠高血压疾病等孕期并发症，促进血液凝固及预防产后出血。

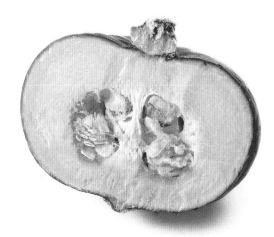

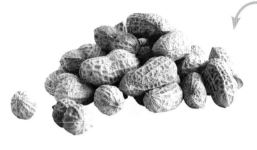

花生

花生富含蛋白质，对胎宝宝大脑发育十分有益。孕 2 月，胎宝宝大脑的发育正处于一个关键期，大脑细胞迅速增殖分化，体积增大。孕妈妈在此时可以多吃花生，有利于胎宝宝的大脑发育。另外，花生具有醒脾开胃、理气补血、润肺利水和健脑抗衰等功效，常吃花生对孕妈妈自身也有好处。

芝麻

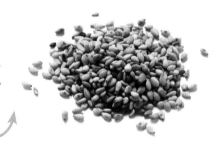

孕妈妈从怀孕开始，就可以添加一些芝麻。芝麻富含的钙、磷、铁，可以促进胎宝宝大脑发育，有效预防胎宝宝发育异常。另外，芝麻有补血、补肝、益肾、润肠、通乳、养发等功效，经常食用，对孕妈妈自身也有很好的调节和保健作用。

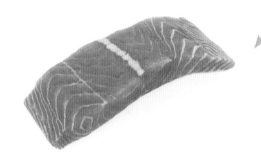

鱼

鱼肉富含蛋白质、维生素以及氨基酸、卵磷脂、钾、钙、锌等营养物质，这些是胎宝宝发育的必需物质，尤其是对神经系统的发育十分有益。因此，孕妈妈至少要保证 1 周吃 1 次鱼。

低脂酸奶

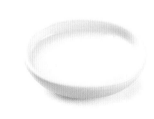

益生菌可以通过调节肠道内菌群平衡，促进营养吸收保持孕妈妈肠道健康，而低脂酸奶的特点就是含有丰富的益生菌。在低脂酸奶的制作过程中，发酵能使奶质中的糖、蛋白质、脂肪被分解成为小分子，孕妈妈饮用后，各种营养素的吸收率会比较高。

牛奶

在整个孕期，孕妈妈需要储存钙约 50 克，其中供给胎宝宝约 30 克。孕妈妈通过脐带向胎宝宝传输钙物质，就能促进胎宝宝骨骼发育。如果母体钙摄入不足，胎宝宝就会从母体的骨骼、牙齿中摄取钙质，以满足生长的需要，这样易使母体血钙降低，发生小腿抽筋或手足抽搐。孕妈妈可通过喝牛奶补充钙质。

鸡蛋

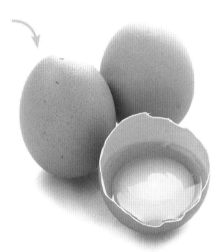

鸡蛋所含的营养成分全面而均衡，尤其是蛋黄中的胆碱被称为"记忆素"，对于胎宝宝的大脑发育非常有益，还能使孕妈妈保持良好的记忆力。除此之外，鸡蛋中的优质蛋白储存于孕妈妈体内，有助于产后提高母乳质量。

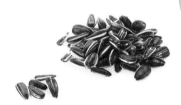

葵花子

葵花子富含维生素 E，能够促进脑垂体前叶促性腺分泌细胞的功能，增强卵巢机能，使卵泡数量增多，黄体细胞增大，增强黄体酮的作用，还能促进精子的生成及增强其活力。孕期吃点葵花子，既可满足自身所需，又有助于安胎，降低流产的危险性。

蒜

蒜有较强的杀菌作用，孕妈妈常吃可以预防感冒。感冒是孕妈妈需要防控的重要疾病之一，因为患感冒时，致病菌可能随血液侵入胎盘，给胎宝宝的健康带来危害。因此，孕妈妈不要拒绝吃蒜。

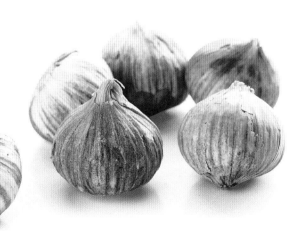

图书在版编目 (CIP) 数据

干货！妇产科专家说备孕 / 王琪主编 . -- 南京：江苏凤凰科学技术
出版社，2020.1
(汉竹·亲亲乐读系列)
ISBN 978-7-5537-9168-5

Ⅰ . ①干… Ⅱ . ①王… Ⅲ . ①优生优育－基本知识Ⅳ . ① R169.1

中国版本图书馆 CIP 数据核字 (2018) 第080221号

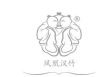

中国健康生活图书实力品牌

干货！妇产科专家说备孕

主　　　编	王　琪	
编　　著	汉　竹	
责 任 编 辑	刘玉锋　　张晓凤	
特 邀 编 辑	李佳昕　　张　欢	
责 任 校 对	郝慧华	
责 任 监 制	曹叶平　　刘文洋	

出 版 发 行	江苏凤凰科学技术出版社	
出版社地址	南京市湖南路 1 号 A 楼，邮编：210009	
出版社网址	http://www.pspress.cn	
印　　　刷	合肥精艺印刷有限公司	

开　　　本	715 mm×868 mm　　1/12	
印　　　张	15	
字　　　数	300 000	
版　　　次	2020 年 1 月第 1 版	
印　　　次	2020 年 1 月第 1 次印刷	

标 准 书 号	ISBN 978-7-5537-9168-5	
定　　　价	39.80 元	

图书如有印装质量问题，可向我社出版科调换。